생식이 좋다
자연식이 좋다
| 엄성희 지음 |

아카데미북

자연 그대로의 음식을 감사한 마음으로

최근 새로운 미용식으로, 또는 건강식으로 등장한 생식에 많은 사람들이 관심을 갖고 있다. 여러 가지 생식 식품이 판매되고, 생식관련 전문가들이 생기고, 생식산업이 형성되고 있다. 하지만 많은 관심에도 불구하고 생식과 관련하여 생식, 채식, 자연식 등 서로 비슷하면서도 다른 용어들이 혼재하고 있다.

생식의 효능에 대해서는 수많은 장점들이 과학적으로 증명되고 있다. 곡채식에 있는 섬유질은 배변을 촉진시켜 만병의 근원인 숙변을 제거하고, 항산화 비타민은 노화를 촉진하는 산화작용을 막아주며, 미네랄은 단백질, 지방, 탄수화물과 같은 3대 영양소를 보다 효율적으로 활용하게 하여 건강을 유지하게 한다는 것이다. 그렇지만 태양에너지를 받아 땅에 뿌리를 내리고 자라나는 곡식과 채소, 바다 속의 모든 영양을 머금은 해조류가 지닌 생명력의 비밀을 어떻게 다 설명할 수 있을까?

생식은 새로운 식생활, 질병치료를 위한 새로운 방법으로 등장하고 있는데, 이것은 전혀 새로운 것이 아니라, 자연 그대로의 상태, 또 우리 고유의 생활습관으로 되돌아가는 것이다. 생식은 자연 그대로의 음식을 있는 그대로 먹는 것이다. 자연 속에 본래 존재하는 풍부한 영양을 최상의 상태로 섭취하는 것이다. 즉 좋은 공기, 맑은 물, 싱싱한 곡식과 채소를 감사한 마음으로 먹는 것이다.

우리가 우리 고유의 것으로 돌아가야 하는 이유는 우리는 태어나면서부터 이 땅의 자연에 맞게 살도록 만들어져 있기 때문이며 특히 우리 민족은 서양사람들에 비해 장의 길이가 길다는 데서 시작한다. 서양 사람들에 비해 하체는 짧지만, 상체는 길다는 점이 바로 우리의 장이 길다는 것을 의미한다. 따라서 육류 섭취 후 이것이 장에 머무르는 시간이 서양 사람에 비해 길기 때문에 서양인처럼 육류 위주의 식생활을 하면 음식들이 장 속에서 부패하여 독가스를 배출하고 숙변이 되어 만병의 원인이 되는 것이다. 환자들이 다시 생채식 위주로 식습관을 전환시켜 질병을 치유하는 사례가 늘고, 병원에서 치유가 불가능한 사람들이 민족 고유의 방법으로 치유를 하고 있는 시점에서 이제 민족의학의 섭생치유는 또 다른 치료의 영역을 차지하고 있다고 할 수 있다.

자연 그대로, 우리 민족 고유의 방식으로 돌아가는데 무슨 방법이 있겠나 생각되지만, 현재 우리들은 자연, 또는 우리 민족 고유의 것들에서 너무 멀리 와 있다. 우리 몸에는 숙변 찌꺼기를 비롯한 각종 독성물질이 해독되지 않은 채 가득 차 있고, 우리의 마음은 인본주의적이고 과학 만능주의적인 사고에 깊이 젖어 있다. 이를 되돌리기 위해서는 우리의 몸과 마음에 메스를 대어야 할 것이다. 이를 위해서는 맑은 몸과 마음을 갖고 생식을 시작하는 것이 바로 첫걸음이라고 할 수 있겠다. 그리고 무엇보다도 "자연으로, 우리의 것"으로 돌아가려는 의지가 중요하다. 결국 생식은 자연의 식품을 그대로 섭취하겠다는 의지를 반영하는 것이다. 그리고 중요한 것은 땅을 살리고 먹거리를 살리는 길이 바로 생식을 생활화하는 데 있다는 것이다. 이렇듯 우리가 삶을 통해 태초에 하나님께서 만들어 놓으신 창조의 질서를 따른다면 건강한 삶은 우리에게 자연스럽게 주어지는 소중한 선물이 될 것이다.

2002년 9월 25일

PART 1 우리가 꿈꾸는 건강 철학 ——————————— 10

- 01 자연의 치유력을 이용하여 치료한다 – 12
- 02 질병보다 질병에 걸린 사람을 본다 – 13
- 03 결과보다 원인을 중요하게 생각한다 – 15
- 04 질병을 고치는 주체는 나 – 18
- 05 피를 건강하게 유지하면 모든 질병 예방 – 19

PART 2 우리가 꿈꾸는 건강 생활 ——————————— 22

- 06 우리는 지금 어떤 음식을 먹고 있는가? – 24
- 07 건강을 지키는 식습관 – 28
- 08 건강을 지키는 생활 습관 – 31
- 09 우리가 꼭 섭취해야 할 권장 식품들 – 33

PART 3 생식, 한 차원 높은 음식 문화 ——————————— 40

- 10 생식이란 무엇인가? – 42
- 11 생식은 채식과 자연식보다 더 완전 – 43
- 12 엽록소, 식물 속에 흐르는 초록색 혈액 – 44
- 13 효소, 생명 활동을 관리하는 우리 몸의 일꾼 – 47
- 14 가장 이상적인 생식 재료의 조건은? – 49
- 15 채취 생식과 가장 유사한 동결 건조 생식 – 53

생식으로 질병을 고친다 ——————————— 56

16 간 질환 / 증상과 종류 – 58
17 간 질환 / 원인 – 59
18 간 질환 / 생식으로 고친다 – 61
19 만성 피로 증후군 / 원인과 증상 – 63
20 만성 피로 증후군 / 생식으로 고친다 – 64
21 고혈압 / 원인과 증상 – 65
22 고혈압 / 생식으로 고친다 – 67
23 뇌졸중 / 원인과 증상 – 69
24 뇌졸중 / 생식으로 예방한다 – 71
25 심근경색 / 원인과 증상 – 72
26 심근경색 / 생식으로 예방한다 – 73
27 당뇨병 / 원인과 증상 – 74
28 당뇨병 / 생식으로 관리한다 – 76
29 알레르기 / 원인과 증상 – 79
30 알레르기 / 생식으로 고친다 – 81
31 갱년기 증후군 / 원인과 증상 – 83
32 갱년기 증후군 / 생식으로 고친다 – 84
33 골다공증 / 원인과 증상 – 85
34 골다공증 / 생식으로 예방하고 치료한다 – 86
35 빈혈 / 원인과 증상 – 87
36 빈혈 / 생식으로 고친다 – 88
37 위장병 / 원인과 증상 – 89
38 위장병 / 생식으로 고친다 – 90

39 변비 / 원인과 증상 – 92
40 변비 / 생식으로 고친다 – 93
41 설사 / 원인과 증상 – 95
42 설사 / 생식으로 고친다 – 95
43 비만 / 원인과 증상 – 96
44 비만 / 생식으로 고친다 – 98
45 암 / 먹는 것에서 시작한다 – 99
46 암 / 생식으로 예방하고 치료한다 – 101

PART 5 생식과 건강 관리 — 104

47 어린이 허약 체질, 생식으로 개선한다 – 106
48 수험생 건강, 생식으로 관리한다 – 107
49 임산부 건강, 생식으로 관리한다 – 109
50 노년기 건강, 생식으로 관리한다 – 110
51 피부 건강, 생식으로 관리한다 – 111

PART 6 생식, 이것이 궁금하다 — 114

52 생식 제품은 약인가? 식품인가? – 116
53 좋은 생식의 조건은 무엇인가? – 116
54 생식 제품의 원료는 무엇인가? – 117
55 누가 생식을 먹어야 하나? – 118
56 질병이 없는데도 생식을 먹을 필요가 있나? – 118

57 가루 생식을 섭취할 때 주의할 점은? – 119
58 생식의 효과, 언제 나타나나? – 119
59 생식이 입에 맞지 않을 때는? – 120
60 뜨거운 물에 생식을 타서 먹어도 되나? – 121
61 생식 이외의 식사는 어떻게 먹어야 하나? – 121
62 생식의 칼로리가 적어 체력이 떨어지지 않을까? – 122
63 질병 치료를 목적으로 생식할 때 유의할 사항은? – 123
64 복용 중인 약과 함께 섭취해도 되는가? – 125
65 생식을 먹으면 안되는 사람은? – 125
66 생식을 먹으면 피부 발진, 설사, 더부룩함, 두통, 피로감, 졸음 등이 나타나는 이유는? – 125
67 명현 반응이 개인마다 다르게 나타나는 이유는? – 127
68 명현 반응을 덜하게 하기 위해서는? – 128

PART 7 생식 체험 수기 — 132

69 간염 / 어머니의 눈물이 밝은 미소로 – 134
70 간암 / 간암 세포가 80% 정도 사라져 – 135
71 관절염 / 생식을 권하는 버릇이 생겼어요 – 137
72 다이어트 / 나의 다이어트 체험기 – 139
73 고혈압 / 고혈압이 정상으로 돌아왔다 – 141
74 당뇨병·고혈압 / 고혈압과 당뇨로부터의 자유 – 142
75 당뇨병 / 당뇨가 생식으로 좋아졌네요 – 144
76 당뇨병 / 힘든 식이 요법에서의 해방 – 146
77 당뇨병 / 아! 혈당이 내려갔구나! – 148

우리가 꿈꾸는 건강 철학

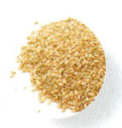
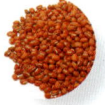
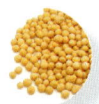

P A R T

1

01 자연의 치유력을 이용하여 치료한다
02 질병보다 질병에 걸린 사람을 본다
03 결과보다 원인을 중요하게 생각한다
04 질병을 고치는 주체는 나
05 피를 건강하게 유지하면 모든 질병 예방

01 자연의 치유력을 이용하여 치료한다

인간도 자연自然의 일부라고 한다. 인간도 자연을 닮아 자연이라는 말 그대로 '스스로 그러하다'고 여기는 것이다. '서양 의학의 성인'이라 불리는 히포크라테스는 "누구든지 자기의 병을 고치기 위해서는 스스로 간직하고 있는 자연 치유력에 의지하는 것이 가장 좋다"라고 역설했다.

이것은 생물의 정상적인 상태가 흔들리게 될 때, 모든 생물에게는 이 작용을 다시 정상 상태로 되돌려 줄 수 있는 힘이 있음을 말해 주는 것이다.

1900년 프랑스의 샤를 리셰는 자연 치유력을 다음과 같이 설명했다. "생물은 안정된 것이다. 생물은 외부에서 오는 자극에 반응하기 쉽고, 그 자극에 따라 자신의 신체를 변화시켜 그것에 적응하려는 능력을 가지고 있으므로 비로소 생물의 안정성을 유지할 수 있다. 어떤 뜻에서는 생물은 변화할 수 있기 때문에 안정되어 있는 것이다." 병이라는 것은 생명현상의 '이상異常 상태'를 말하는 것으로, 병을 치유하려면 이 이상 조건만 없애주면 된다. 신기하게도 이 이상 조건을 없애주는 일을 우리 몸에서 자동적으로 할 수 있으며, 또 몸의 모든 조건을 자동적으로 조절해줄 수 있기 때문에 이것을 호메오스타시스 Homeostasis(Homeo는 그리스어로 '비슷하다', Stasis는 영어의 '상태), 즉 '생체 항상성 유지'라고 말한다. 생체 항상성의 유지는 곧 자연 치유력인 것이다. 가령 위가 나빠지면 위에 통증을 느끼게 된다. 위가 아프게 되면 우리는 자연적으로 손을 배 위에 대고, 몸을 앞쪽으로 구부리고 숨을 길게 내쉬면서 통증을 조금이라도 가볍게 하려고 한다. 이런 자세를 취하면 복부에 혈액이 모이게 되고 혈액 순환이 잘 되게 되는데, 이는 몸이 통증에 대해 어떤 잘못된 '이상 상태'를 스스로 해결하려는 본능에서 그렇게 하는 것이다.

모든 인간은 원래 건강하다. 진정한 치료제는 몸 밖에 있는 것이 아니라 몸 안에 있는 것이다. 잠재워버린 자연 치유력을 깨워내는 일, 그리고 <u>몸과 마음의 조화를 통해 인체 항상성을 깨뜨리지 않고 잘 유지시키는 것이 중요하다.</u>

 질병보다 질병에 걸린 사람을 본다

사전적 의미로 'Care'는 돌봄, 보살핌, 보호, 책임, 배려의 뜻을 가진다. 그리고 'Cure'는 의료, 치료, 치유의 의미이다. 질병을 대할 때 우리는 'Care'의 정신으로 질병을 가진 한 인간을 돌보고 책임지는 마음, 그리고 질병 그 자체를 바라보는 것이 아니라 그 질병을 안고 있는 인간의 내·외적인 아픔을 헤아리는 마음을 지향해야 한다.

영화 ≪패치Patch(반창고) 아담스≫에서 주인공 로빈 윌리엄스는 '환자에게 웃음을 선물하는 것'과 '환자를 돕는 마음으로 대하는 것'

이 최고의 치료법이라는 사실을 깨닫고 이를 행동으로 옮기는 사람으로 나온다. 천진난만함을 잃은 채 소아병동 침대에서 하루 종일 누워지내는 아이들에게 나타난 그는 코에는 빨간 고무를 끼고 머리에는 수술 장갑에 공기를 넣어 올린 채 우스꽝스러운 모습을 보여준다. 병동 아이들은 그의 모습에 함박 웃음을 터뜨리고 그의 코를 만지작거리며 즐거워한다. 주사바늘과 약이 유일한 친구였던 아이들에게는 그와의 만남이 더없이 즐겁고 유쾌한 일이었던 것이다.

우리는 이 영화를 통해 큰 감동을 얻는다. 그 이유를 간단히 말하자면 주인공의 모습이 '아주 인간적'이기 때문이다. 육체의 고통으로 착하고 착한 동심까지 멍들게 할 순 없다. 그 어린 아이들은 병이 무엇인지, 아픔이 무엇인지도 모를 나이이다. 아이들이 원하는 것은 어른들의 방식대로 단순히 병을 치료받는 것이 결코 아니다. 쓴 약을 삼킬 때마다 너무 힘이 들고 주사를 맞을 때마다 눈에는 눈물이 맺히지만 그것보다 더 쓰고 또 눈물을 나게 하는 것은 다른 아이들처럼 웃고 장난치고 뛰어다니지 못하는 자신에게서 오는 서러움일 것이다. 질병으로 인한 아픔이 있는 사람들에게는 비뚤어지기 쉬운 마음을 잡아줄 수 있고, 상하기 쉬운 마음을 따뜻하게 녹여줄 수 있고, 하소연하고 싶은 수많은 얘기들을 털어놓을 수 있는 오래된 친구처럼 편하고 다정한 상담자가 필요하다. 그리고 그 상담은 의학적으로 분류된 한 가지 질병을 두고 이를 해결하는 것에만 목적을 두는 것이 아니라 질병을 안고 있는 한 인간을 이해하고 또 한 인간의 인생을 이해하는 것을 바탕으로 꾸준하고 지속적인 관심을 통해 질병을 치유하고자 하는 것을 말한다. 한 인간이 가진 질병은 그 인간의 일부일 뿐, 결코 전부가 될 수는 없다. 설령 그 질병이라는 것이 생명을 위협해 오는 상황일지라도 배보다 배꼽이 더 클 수는 없는 것이다. '불치병'은 있어도 '불치인간'이 있어서는 안 될 것이다.

'Care' 정신은 질병으로 인해 고통받고 있는 인간 그 자체를 바라보는 마음, 즉 질병이라는 진흙 밭 깊숙한 곳에 감춰진 '인간'이라는 보석을 바라볼 수 있는 마음이라고 할 수 있다. 그리고 그 감춰진 보석이 빛을 발하게 되면 질병도 보다 더 쉽게 나아질 것이라는 사실을 믿는 것이다.

03 결과보다 원인을 중요하게 생각한다

'왜 아플까?' 답은 간단하다. 잘 못 살아서 아픈 것이다. 병이란 한 인간의 인생의 결과, 곧 살아온 삶의 결과이다. 사람이 아픈 이유는 인간답게 생활하지 못하고, 먹거리다운 먹거리를 먹지 못했기 때문이다. 하지만 그것을 깨닫는 일은 쉽지가 않다. 질병에 걸린 사람은 "내가 왜 병에 걸렸을까?"라는 질문을 자신에게 할 수 있는 지혜가 필요하다. 그렇다면 도대체 어떻게 잘 못 살았다는 것일까? 그리고 이것이 왜 사람을 아프게 만드는 것일까?

'먹거리'의 오염은 사람에게 소리 소문 없이 많은 질병들을 가져왔다. 많은 사람들이 이야기하는 것이지만 우리들의 식탁은 예전과 많이 달라졌다. 오로지 맛과 편의를 위한 가공 식품들이 판을 치고 기름지고 칼로리 높은 육류 음식을 매일 먹으며, 농약 및 화학 비료로 기르는 농산물을 의심 없이 먹고, 섬유질이 많은 생야채는 맛이 없어 먹지 않는다. <u>음식은 사람의 몸을 이루는 기본이면서 가장 중요한 것이다.</u> 건실한 건축물이 탄생되려면 품질 좋은 건축 자재를 써야 하듯이 사람의 몸도 마찬가지이다. 질이 떨어지는 음식이 건강을 망치는 것은 당연한 이치인 것이다.

'환경'의 오염은 아주 광범위하게 인간의 건강을 위협해 오고 있다. 일찍이 프랑스의 계몽주의자인 루소는 "인간이여! 자연으로 돌아가라"라고 하였으며, 괴테는 "인간은 자연으로부터 멀어질수록 질병에 가까워진다"라는 말을 했다. 자연과 인간은 결코 무관한 삶을 영위할 수 없다. 하지만 사람들은 애써 자연을 떠나 살며, 또 자연을 망가뜨리고 있다. 어떻게 보면 우리는 자연을 먹고산다. 공기를 먹고, 물을 먹고, 흙에서 자란 곡식과 야채를 먹는다. 그렇기 때문에 이들의 오염이 인간의 건강을 해치는 결과를 가져오는 것이다.

'정신'의 건강은 육체의 건강만큼 중요한 것이다. 이는 누구나 알고 있는 사실이지만 과하고 나쁜 감정을 가짐으로 인해 자신의 몸을 망가뜨리는 일을 우리는 쉽게 일상적으로 반복하고 있다. 허준의 《동의보감東醫寶鑑》에도 "마음이 산란하면 병이 생기고(心亂則病生) 마음이 안정되면 있던 병도 저절로 낫는다(心定卽病自癒)"라는 내용이 있다. 더구나 현대와 같은 물질 문명 사회에서는 심신 중 특히 정신적인 스트레스가 건강에 대단히 큰 영향을 끼친다는 것은 널리 알려진 사실이다. 스트레스성 질환, 신경성 질환이라는 꼬리표를 달고 나타나는 질병들이 심심찮게 생겨나고 있는 것만 보아도 쉽게 알 수 있는 일이다.

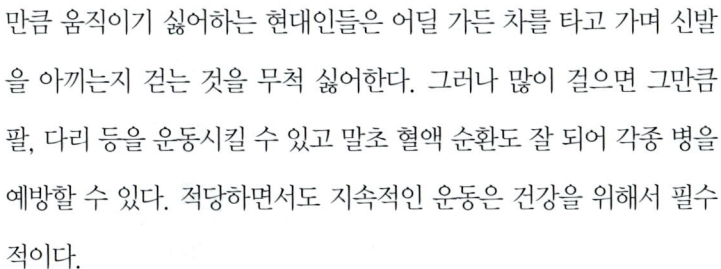

'운동'과 '휴식'도 건강을 위해서는 중요한 요소임에 틀림이 없다. '소차다보少車多步'하라는 얘기가 있다. 안방까지 택시를 타고 가야 직성이 풀릴 만큼 움직이기 싫어하는 현대인들은 어딜 가든 차를 타고 가며 신발을 아끼는지 걷는 것을 무척 싫어한다. 그러나 많이 걸으면 그만큼 팔, 다리 등을 운동시킬 수 있고 말초 혈액 순환도 잘 되어 각종 병을 예방할 수 있다. 적당하면서도 지속적인 운동은 건강을 위해서 필수적이다.

한편, 피로라는 것은 소모한 에너지를 빨리 회복시켜 달라는 신체의 요구이다. 그리고 피로를 느끼는 것은 '이 이상 더 일을 계속하면 건강에 해로우므로 일을 그만하고 쉬는 것이 좋겠다'는 일종의 경계 신호라고 한다. 일을 열심히 한 다음에는 반드시 다휴多休가 필요한 것이다. 현대인들은 운동 부족과 휴식 부족으로 만성 피로의 악순환 속에서 살고 있다. 그리고 이는 질병의 전제가 되기도 한다.

04 질병을 고치는 주체는 나

'왜 질병을 고치지 못하는가?' 이 질문에 대해서는 질병에 대한 시각을 바꿔야 한다고 말하고 싶다. 오늘날 우리 주변에는 너무나 많은 병이 있다. 의료 시설은 날로 확장되고 종합 병원도 갈수록 증가하는데 환자는 끊이지 않고 한층 더 많아지고 있다. 이것은 결코 현대의 과학이나 의료 기술이 부족하기 때문은 아닐 것이다. 오늘날과 같이 의료 기술이 극도로 발달한 때는 일찍이 없었다. 그런데 병은 점점 더 많아지며 병상에서 신음하고 고생하는 사람의 수를 헤아릴 수 없고, 때로는 우리의 가족과 친척과 친구들이 병으로 고통을 당하기도 한다. 여기에는 근본적인 잘못이 있다.

사람들은 대체로 자신과 관련된 모든 일들을 합리화하는 것을 즐겨 한다. "좋은 것이 좋은 것 아니겠어?"하며 말이다. 병에 걸렸을 때에도 예외는 아니어서, 자신의 상태에 대하여 정확하게 알기보다는 의사의 도움 등을 받아 당장 힘든 상황만 벗어나면 괜찮을 것이라고 생각한다. 하지만 몸과 마음이 아픈 자신을 이제 더 이상 합리화해서는 안된다. 내 몸이 질병으로 인해 아픈 것은 결코 남이 가져다 안겨준 것이 아니라는 사실을 알아야 한다. 그리고 질병에 대한 시각을 바꾸어야 한다.

건강하면 결코 질병에 걸리지 않는다는 것은 진리이다. 그런데 많은 사람들이 병에 걸렸다고 하면 건강을 회복하려고 하지 않고 단지 병, 그 자체만 없애려고 한다. 하지만 지금 있는 병을 없애는 것만으로는 또 다른 병이 찾아오지 않을 것이라고 보장할 수 없다. <u>건강을 회복하는 데 초점을 맞추면 상황은 달라진다. 이러한 관점으로 질병에 대한 시각을 변화시키는 것은 바로 본인의 몫인 것이다.</u> 자신에게 찾아온 질병에 대해서는 본인이 가장 잘 알아야 한다. 아니 우리 몸이 질병에 대해 가장 빨리 반응하는 것을 볼 때 그 질병에 대해 어느 정도 파악을 하고 있는 것이다. 단지 이를 본인의 정체성과 연관지어 '병을 고치는 주체는 바로 나'이고 '내가 직접 병을 고쳐야겠다'는 다짐과 행동 수정을 하는 자세가 필요할 뿐이다.

05 피를 건강하게 유지하면 모든 질병 예방

피는 생명의 상징이다. 어떤 사람은 연인에게서 받은 선물 중에서 가장 감동을 느꼈던 선물이 "내 피보다 소중한 너에게"라는 글귀와 함께 받은 헌혈 증서라고 한다. 이는 왜일까? 그것은 아마도 피가 가지고 있는 '소중함'과 '생명력' 때문일 것이다. 생명의 상징인 소중한 피의 건강만 지켜진다면 질병은 예방될 수 있다. 흔히 아파서 병원에 가면 피검사를 하는데, 그 이유는 피검사를 통해 건강 상태를 알 수 있기 때문이다. 과학의 발달로 피를 검사하고 분석하는 기술이 눈부신 발전을 거듭하여 최근에는 피 1g만 가지고도 피코그램pg(10^{-12}g, 즉 1조분의 1g) 단위까지 분석을 할 수 있게 되었다. 피를 뽑아서 분석하면 검사 목적에 따라 여러 가지 검사 항목에 해당하는 검사 결과치가 나온다. 이를 정상치와 비교하여 많은 차이가 있으면 일단 해당 검사 항목이 표지하고 있는 질병과의 연관성을 의심하여 보다 더 정밀한 검사에 들어가게 된다. 그런데 이렇게 놀라운 과학 기술을 통해 피를 검사하고 어떤 질병에 걸렸는지 판단을 하지만 실제로 이러한 정보를 가져다준 피의 근본적인 이상 상태는 고치지 못하고 있다. 그 이유는 무엇일까? 그것은 아주 간단하다. 피의 내용을 알아야 피를 고치는 방법이 나오기 때문이다. 그렇다면 피의 내용에는 어떤 것들이 있을까?

첫째, 피를 만드는 원료 인자가 있다. '피가 되고 살이 되는 찌개 백반'이란 말도 있듯이 피를 구성하는 주요 원료는 공기와 물과 밥이다. 어떤 공기를 호흡하는가, 어떤 물을 마시는가, 어떤 밥을 먹는가에 따라 피의 내용물과 그 질이 결정되는 것이다.

둘째, 피에 영향을 주는 영향 인자이다. 피의 영향 인자로 작용하는 우리의 감정 중 가장 나쁜 것은 분노이다. 분노와 관련하여 '핏발이 선다', '피가 끓는다', '피가 튄다'는 말도 있지만, 실제로 사람이 스트레스를 받거나 화를 내게 되면 우리 몸은 이를 위기 상황으로 인식하여 이 상황을 대비하는 방편의 일환으로 우리 몸의 부신Adrenal Gland이라는 기관으로부터 피 속으로 아드레날린, 노르아드레날린과 같은 여러 스트레스 호르몬을 분비하게 된다.

셋째, 피를 돌리는 순환 인자이다. 이는 바로 운동을 말하는 것이다. 인간이 움직이는 궁극적인 이유는 피를 잘 돌리기 위해서이다. 나무가 항상 똑같은 자리에 서서도 땅속의 수분을 가지와 잎까지 이동시키는 것은 창조주가 허락한 모세관 현상과 바람에 흔들리는 나뭇가지와 잎들 때문이다. 반면에 움직일 수 있는 인간에게 창조주가 허락한 것은 부지런히 일하고 움직이며 운동을 해서 피를 잘 돌리도록 한 것이라고 할 수 있다.

피가 건강치 못하여 오는 모든 질병을 예방하기 위한 단 한가지 방법은 피의 원료 인자, 영향 인자, 순환 인자를 좋게 하는 것이다. 건강한 피를 만들고 유지하는 것이야말로 질병과 멀어질 수 있는 최상의 방법인 것이다.

우리가 꿈꾸는 건강 생활

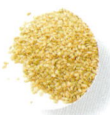
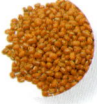
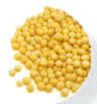

PART

2

06 우리는 지금 어떤 음식을 먹고 있는가?
07 건강을 지키는 식습관
08 건강을 지키는 생활 습관
09 우리가 꼭 섭취해야 할 권장 식품들

06 우리는 지금 어떤 음식을 먹고 있는가?

화식火食과 과식過食　오늘날 우리는 맛을 위주로 음식을 섭취하고 있다. 그러나 어떻게 먹는 것이 좋다, 나쁘다라는 단편적인 생각보다는 먹는다는 것에 대해 전 과정을 알고 있는 것이 중요하다. 옛날에 가난할 때야 음식을 양으로 먹었고, 또 좀 잘살게 되면서는 맛을 위주로 먹었지만 이제는 이 맛의 시대도 한물갔다. 지금부터는 맛보다도 그것이 몸에 얼마나 좋은지를 살펴 음식을 먹어야 한다. 음식의 맛을 내기 위해서 익히게 되면 가장 중요한 성분인 비타민을 비롯한 각종 영양소와 효소들이 파괴된다. 또한 화식을 하면서 우리는 음식의 맛을 알게 되었고, 그로 인해 과식을 하게 되었다. <u>소식小食을 하면 대변 배설도 정상적으로 되고, 피로도 없어지고 수면시간이 짧아진다.</u> 장수하는 사람들의 비결 중에서 빠지지 않는 것이 바로 소식이다. 소식은 자기가 소화시킬 수 있는 한도량보다 적게 먹는 것을 말한다. 아무리 좋은 식품이라도 과식하면 음식물의 부패 때문에 독소가 생겨 피로하게 된다. 비타민, 미네랄, 효소 등만 충분하다면 사람들은 소식을 하더라도 건강할 수 있다.

육식 위주의 식생활　우리나라 사람들의 식생활이 점점 서구화되면서 채식보다는 육식 위주로 먹는 사람들이 요즘 많다. 그러나 고기는 우리 몸에 다음과 같은 해로운 작용을 한다.

첫째, 고기는 동물성 단백질과 포화 지방이 주성분이므로 먹어서 분해하는 과정에서 요산, 인산, 초산 등이 생겨 혈액을 산독화시킨다. 혈액이 산독화되면 이를 중화시키기 위해서 뼈 속에 있는 칼슘, 마그네슘 등을 이용하기 때문에 골다공증, 치아 손상 등을 일으키기 쉬우며 중화 작용 중 형성된 칼슘, 요산 결정체가 체내 곳곳에 쌓여 통풍, 관절염, 동맥경화증, 류머티즘, 요통, 신장결석, 담석증, 피부 노화, 주름살 등을 만들 수 있다.

둘째, 혈액의 산독화는 면역력을 저하, 세균에 대한 저항력이 떨어진다.

셋째, 육식을 과다하게 하면 쉽게 흥분하고 머리가 무거우며, 성적 흥분도 과도하게 된다. 이는 육류에 들어 있는 흥분성 물질(퓨린염기)이 흡수되거나 고기의 단백질이 분해되어 생기는 독 때문이다.

넷째, 고기의 단백질은 소화시키는 데 많은 위액이 필요하다. 위액이 부족한 상태에서 고기의 단백질을 과다하게 섭취하게 되면 단백질은 완전히 소화되어 흡수되지 않고 덜 분해된 상태에서 장벽을 통해 흡수되어 알레르기를 일으킬 수 있다.

다섯째, 지나친 육식은 심각한 배설 장애를 일으킨다. 섬유질이 없는 육류는 변비를 일으키며 장 속에 숙변을 만들고 이상 발효를 일으켜 각 장기에 독소를 보내고, 혈액의 산독화는 신장 기능을 저하시켜 배설 장애를 일으킨다.

여섯째, 사육된 동물의 고기는 25~70%가 포화 지방이므로 고콜레스테롤혈증과 동맥경화증의 주요 원인으로 협심증, 심근경색 등 심장 병을 유발한다.

인간은 원래 곡채식형 동물 인간은 곡채식형 동물이라서 육식 동물과 달리 동물성 단백질을 분해시키는 효소가 적으며 따라서 장내의 이상 발효를 생기게 한다. 그리고 육류의 분해로 생긴 산성류는 혈액을 산독화시키며 신진 대사 기능을 혼란시켜 성적인 병적 흥분, 또는 심각한 배설 장애를 일으킬 수도 있다. 우리가 먹고 있는 육가공 식품에는 각종 화학 물질이 첨가되어 있다. 또한 소, 돼지, 닭 등을 사육할 때 사용하는 사료에는 성장 촉진 호르몬제와 항생 물질, 살충제가 들어있으며 이것은 신진 대사를 통해 저장되고 살에 농축되어 우리의 신체에 전달된다. 몸에 좋다고 아무거나 먹어서는 안될 것이다.

인스턴트·가공 식품 오늘날 우리는 집에서 밥을 먹는 것보다 외식을 더 많이 하는 식생활 구조로 바뀌어 가고 있다. 외식 때 즐겨먹는 대표적인 식품이 바로 햄버거, 프라이드 치킨, 피자, 그리고 콜라나 사이다 같은 탄산 음료이다. 이러한 각종 인스턴트·가공 식품은 우리 인체에 자연적인 먹거리라기보다는 수많은 식품 첨가물과 화학 물질들로 오염되어 있는, 말 그대로 가공된 식품이다.

희고 깨끗해 보이는 것을 좋아하는 우리의 식사 마약을 우리는 흔히 '백색의 유혹' 이라고 이야기한다. 그런데 우리가 먹는 음식, 항상 곁에 두고 있는 네 가지의 하얀 음식도, 물론 마약과는 경우가 다르겠지만 우리의 몸을 약하게 한다. 이 네 가지는 흰쌀, 흰밀가루, 흰설탕, 흰소금이다. 이런 것들은 정제하면서 대부분의 영양소가 소실되게 마련이다. 그렇기 때문에 우리가 이런 식품을

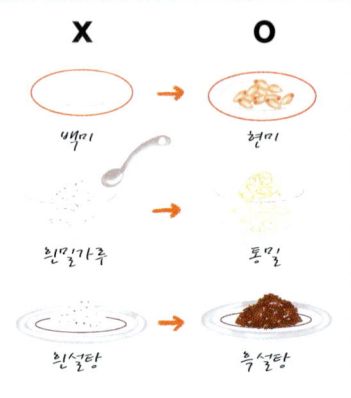

섭취할 때는 되도록 백미보다는 현미, 흰밀가루보다는 통밀을 사용하고 흰설탕보다는 흑설탕을 이용하는 것이 좋다. 그리고 흰소금보다는 천연 소금이 좋다.

일곱째, 고기의 단백질은 대사되는 과정에서 많은 양의 암모니아를 발생시키고 이것은 간장에서 우레아 사이클을 통하여 무독성인 요소를 만들어 배출시킨다. 따라서 다량의 고기를 먹으면 간에서 무리한 해독 작용을 하게 되므로 <u>간이 피곤해지며 덩달아 몸도 피곤해진다.</u>

여덟째, 고기를 불에 구울 때 기름이 타면 발암성 물질인 벤조피렌이 생성되는데 고기 1근을 숯불에 구우면 담배 400개피를 피운 것과 같다고 한다. 또한 <u>장에서 부패된 독성 물질, 변비 등이 직장암, 대장암, 유방암, 자궁암, 난소암, 폐암 등을 유발하는 원인이 되기도 한다.</u>

아홉째, <u>사육되는 동물들이 오염되어 간다.</u> 가축들에게 인위적인 배합 사료를 먹여 고기의 질이 달라져 있을 뿐 아니라, 이러한 사료에는 성장 호르몬제와 항생제, 심지어는 신경안정제까지 들어있어 이것을 먹으면 소나 돼지, 닭이 단시간에 성장하게 된다. 이런 고기를 먹으면 사람도 빨리 성장하게 되는데, 빨리 성장한다는 것은 빨리 늙는 것을 의미한다. 소는 5년 동안에 다 자라 25년을 살고 죽는다. 사람은 20년 동안에 자라 70~80년을 살아야 되는데 성장 호르몬을 먹은 고기로 인하여 여아들은 초경이 빨라지고 남자아이들은 여성화되며 조숙하게 된다.

<u>열째, 고기를 많이 먹으면 숲이 줄어든다.</u> 쇠고기 1kg을 생산하려면 7kg의 곡물이 사료로 필요하다고 한다. 닭고기 1kg은 2kg의 곡물을 섭취하고, 돼지고기 1kg은 4kg의 곡물이 필요하다. 육식에 있는 단백질을 콩으로 먹으면 사람 20명이 먹고살 수 있는데 쇠고기를 먹기

위해서는 한사람만 먹고 19명은 굶어야 한다고 한다.

07 건강을 지키는 식습관

올바른 식사 습관은 건강한 음식이라는 내용과 함께 형식을 갖추는 일이다. 격식을 갖추고 습관화하는 일은 올바른 식사 내용 못지 않게 중요하다. 모든 영양상의 문제는 하루아침에 발생하는 것이 아니다. 영양의 결핍이 생기는 문제나 대사상의 혼란으로 야기되는 질병에 관한 문제는 <u>오랫동안의 잘못된 식생활과 식사 습관이 원인</u>이 되어 발생한다. 그러나 한번 굳어져버린 식습관을 바꾸기란 쉽지 않다. 그렇기에 좋은 식사 습관을 가지도록 노력해도 곧바로 효과를 확인할 수는 없지만, 꾸준히 계속하여 식사가 바뀌고 생활이 바뀌어야만 낫는 것은 불변의 진리이다.

밥은 숟가락으로, 반찬은 젓가락으로 먹자 우리의 주식은 밥이다. 밥이 중요한 만큼 수저의 사용도 중요하다. 밥은 숟가락으로 떠야 일정량을 담아서 먹을 수 있다. 젓가락으로 밥을 먹게 되면 그보다 적게 담게 되고, 밥을 적게 먹는다고 해서 반찬도 적게 먹는 것은 아니다.

요즘 들어 밥보다 반찬을 여러 가지 먹어야 한다는 생각 때문에 숟가락보다 젓가락의 사용이 늘어나고 있는데, 이에 따라 주식으로 섭취되는 탄수화물은 줄고 고칼로리와 염분의 섭취가 증가하고 있다. 밥을 한 숟가락 떠서 충분히 씹고 젓가락으로 반찬을 집으러 가는 식사 습관은 음식물을 씹는 능력과 소화 기능을 충분히 보장해주고, 과식을 막으며 염분의 지나친 섭취를 막는다.

고기만 먹는 습관을 버리자 고기를 좋아하는 사람들이 요즘 많다. 그리고 변비 증세를 가진 사람도 많다. 이는 고기 반찬은 먹으면서 채소와 해조류, 통곡의 섬유질을 먹지 않기 때문에 변비가 발생하는 것이다. 섬유질이 있는 식품을 섭취해야 장운동이 활발하게 일어나 배변을 촉진시켜준다. 고기를 먹는 양의 2배 정도 채소를 먹어주어야 변비가 걸리지 않는다고 한다. 섬유질이 결핍된 음식은 고단백 식사가 만들어내는 암모니아와 같은 질소 화합물과 노폐물의 배출을 지연시켜, 재흡수와 해독 과정을 치르게 하여 간장을 피로하게 만든다.

물을 충분히 마시는 습관을 기르자 물은 대사와 배설에 주요한 역할을 한다. 물은 유기물의 대사에 촉매로서 작용하고 화학 반응의 결과

식사 기본 원칙 5 : 2 : 1 성인을 기준으로 보면 치아는 사랑니를 포함해 32개로 이루어져 있다. 그중 20개는 어금니(臼齒) = 맷돌 : 곡식을 가는 역할, 8개는 앞니(門齒) = 작두 : 야채나 해조류, 버섯류를 써는 역할, 4개는 송곳니(犬齒) = 개이빨 : 고기나 생선을 찢는 역할을 한다. 그러므로 우리가 먹는 음식에서 이상적인 비율은 곡류 : 야채·해조·버섯류 : 고기·생선류 = 5 : 2 : 1이 되도록 하는 것이다.

로도 생긴다. 또한 물은 노폐물의 배설에 직접적으로 관여하는데, 신진 대사를 활성화하여 각 배설 기관의 배설이 적절히 이루어질 수 있도록 도와주는 역할을 한다. 현대인의 식생활은 육류와 설탕의 과잉 섭취로 신체 내에 산성 물질을 다량 만들어내고 이를 해독하기 위해 많은 양의 미네랄을 필요로 한다. 물 속에 미네랄이 있다면 음식물로 섭취하는 것 못지 않게 중요한 역할을 할 수 있다.

찍어 먹는 습관을 버리자 우리는 음식을 먹을 때 찍어 먹는 음식이 많다. 간장, 소금, 된장, 고추장, 각종 소스는 모두 염분이 많은 식품으로, 찍어 먹음으로써 염분의 과잉 섭취가 문제가 된다. 따라서 음식을 찍어 먹는 습관을 한번이라도 줄이도록 해야 한다.

그런데 우리나라 사람들이 서양사람보다 소금 섭취를 많이 하면서도 미네랄의 일정 밸런스를 유지할 수 있었던 것은 천일염을 사용하고 서양사람들보다 채소류와 해조류를 많이 먹기 때문이다. 찍어 먹는 단계를 하나 줄이고, 그 시간을 아껴 한번이라도 더 씹고 채소로 향한 젓가락질을 두 배로 늘려야 한다.

빨리 먹는 습관을 버리자 씹는다는 것은 음식물을 잘게 자르고 입속에 분비되는 침샘 효소로 음식물의 일부분을 소화시키는 것을 목적으로 한다. <u>씹지 않고 빨리 먹는 습관은 소화기에 부담을 주고, 포만감을 주지 못해 과식을 유발함으로써 비만의 원인이</u> 된다. 많이 씹고 천천히 먹는 것은 입안의 침샘을 발달시키고, 하악골을 발달시켜 인상을 야무지게 하고 뇌를 충분히 마사지해 주며, 피곤에 지친 위장의 부담을 덜어준다. 오래 씹고 천천히 먹어야만 건강하게 오래 살 수 있다.

 건강을 지키는 생활 습관

내 몸을 자연으로 여기자 인간도 자연의 일부이다. 예를 들어 몸이 피로한 것은 쉬기 위함일 수 있고, 몸살로 몸에서 열이 나는 것은 우리 몸이 스스로 몸을 데워서 신체의 이상 상태를 극복하는 과정이라고 볼 수 있다. 그래서 적당한 미열은 우리 몸의 극히 자연스러운 반응인 것이다. 열이 조금 있다고 해서 금방 해열제를 먹고, 두통이 조금 있다고 해서 진통제를 먹고, 소화가 조금 되지 않는다고 해서 소화제를 먹는 것은 우리 몸이 할 일을 빼앗는 결과와 같다. 대신 우리 몸의 면역력이 튼튼하게 되어 가벼운 신체 이상들을 잘 이겨낼 수 있도록 만들자.

운동으로 항상 젊어지자 운동을 하면 우리가 잘 아는 웃음 호르몬인 엔돌핀이 몸에 생겨난다고 한다. 그래서 땀을 흘리며 운동을 하고 나

> **모관운동** 팔과 다리를 떨어줌으로써 혈액 순환을 촉진시키는 운동으로 세포 재생을 도와 신체를 젊게 만들어주는 운동이다.
> - 바닥에 편안하게 누운 상태에서 양팔과 다리를 곧게 펴서 몸과 직각이 되도록 올린다.
> - 이 상태에서 팔과 다리를 떨어주는데, 팔과 다리가 구부러지지 않도록 주의한다.
> - 아침, 저녁으로 한번씩 약 1~2분간 실시한다.

건강을 지키는 생활 습관

면 기분이 상쾌하고 즐거운 것이다. 육체적·정신적으로 몸이 피로할 때 마냥 드러누워 쉬기만 하는 것은 피로를 어느 정도 해소할지는 모르지만 몸에 활기를 주지는 못한다. 몸에 활기를 주는 것은 운동이다. 매일 밤 자리에 누워 자기 전 가벼운 운동을 해보자. 온몸 두드려주기, 다리 들어 돌려주기, 붕어처럼 헤엄치기(붕어운동), 양손과 다리를 들어 가볍게 떨어 주기(모관운동)… 이렇게 가벼운 운동을 통해 하루 종일 몸 구석구석에 쌓인 스트레스를 풀어주고 취침 전 몸에 적당한 피로감을 주어 숙면을 취해보면 어떨까?

말은 적게 하자 사람은 자기를 위해 사는 본성을 갖고 있기 때문에 자기의 이익과 상반되고 자기 기분에 맞지 않는 일이 있게 되면 상대방 사정은 생각지도 않고 말을 함부로 하여 나중에는 스트레스로 고생하는 예가 많다. 특히 사람이 기분 나쁠 때 정신적인 충격을 이기지 못하면 대뇌가 흥분하여 뜻하지 않게 욕을 하게 되고 말실수를 하게 된다. 혀를 조심하지 않고 한 마디 말을 실수하여 생기는 스트레스는 자기뿐만 아니라 상대방에게도 큰 해를 주는 것임을 알아야 한다. 건강을 지키기 위해 말을 적게 하는 것은 바로 항상 내가 상대하고 있는 상대자의 입장에서 모든 사물을 이해하는 것에서 출발한다는 사실을 잊지 말자.

욕심을 적게 가지자 건강의 근본은 좋은 음식을 올바르게 먹는 것과 욕심을 적게 가지는 소욕少欲이라고 해도 과언은 아니다. 그러나 사람은 어느 정도의 욕망은 있어야 한다. 만일 사람이 전혀 식욕이 없으면 죽을 수밖에 없을 것이다. 또 성욕이 전혀 없으면 자손이 생기지 않으므로 인류는 멸망하게 될 것이다. 또한 어느 정도 출세하고 성공하려는 욕망이 전혀 없으면 인간의 발전이라고는 없게 될 것이다. 그러므로 소욕은 어느 정도의 욕망은 가져도 좋지만 너무 지나친 과욕은 몸과 마음을 상하게 하므로 경계해야 한다는 것을 의미한다.

09 우리가 꼭 섭취해야 할 권장 식품들

좋은 먹거리는 모두 약이 된다고 한다. 이제까지 내 몸이 좋아하는 식품보다 내 입이 좋아하는 식품만을 찾지는 않았나 생각해보자. 우리가 조금이라도 음식에 신경을 써서 식탁에 올린다면 좋은 먹거리가 될 것이고, 이는 우리의 건강을 지키고 질병의 치료를 돕는 약과 같은 훌륭한 식품이라고 할 수 있을 것이다.

통곡식 좋은 식품은 생명력을 가진 식품이다. 그 가장 대표적인 것은 효소가 살아 있는 씨눈이다. 여러 곡식의 씨눈에는 효소가 살아있고 각종 영양소를 함유하고 있으며, 미네랄과 비타민이 풍부해서 적게

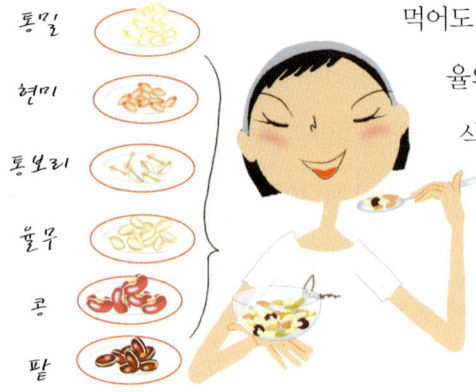

먹어도 왕성한 활력을 주는 에너지 효율의 극대화가 이루어진다. 통곡식품으로는 현미, 통밀, 현미 찹쌀, 차조, 차수수, 기장, 통보리, 율무, 콩, 팥 등이 있다. 현미의 씨눈에는 필요한 영양분이 골고루 함유되어 있는데, 백미와 비교해보면 섬유질은 3배 이상, 비타민 B_1은 4배 이상, 비타민 B_2와 미네랄은 2배 이상이 많다고 한다. 흔히 현미가 백미보다 농약의 잔류량이 많지 않을까 걱정하지만, 현미에 들어 있는 피친산이라는 성분이 농약을 자가 분해한다고 한다.

통밀의 경우에는 빵으로 많이 섭취할 수 있다. 우리는 빵을 먹을 때 부드럽고 촉촉한 빵을 선호하는데 통밀가루는 거칠고 색도 누렇기 때문에 이것으로 만든 빵도 거칠다. 그렇지만 흰밀가루로 만든 빵보다 영양가는 살아 있다고 한다. 우리는 이제부터 보기 좋은 것, 입에서 좋아하는 것이 아닌 거칠고 맛이 없어도 우리에게 많은 영양분을 섭취할 수 있게 해주는 식품을 먹어야 한다.

<u>콩은 식물성 단백질과 복합 당질, 섬유질, 필수 지방, 그리고 미네랄이 있는 식품이다.</u> 식탁에 콩류 및 그 가공품으로 만든 반찬을 올리게 되면 우리에게 결핍되기 쉬운 영양소를 보충할 수 있다. 콩은 당뇨병

에 도움을 주고 칼륨과 마그네슘은 심장병에 도움을 주며, 필수 지방은 고지혈증에 도움을 주고 지구력과 인내력을 키워주고 두뇌를 좋게 한다.

콩으로 가공된 음식에는 콩비지, 순두부, 청국장, 된장, 콩국수, 두부조림, 콩자반, 두부김치, 그리고 음료수로 마실 수 있는 두유가 있다. 콩 하나만의 재료로도 이렇게 맛있고 많은 음식을 만들 수 있는 것이다. 매일 같은 음식을 먹으라고 하면 질릴 만도 하지만 같은 식품으로 다른 음식들을 만들어서 먹는다면 매일매일 영양가가 높은 식품, 내 몸이 좋아하는 식품, 자연적인 식품을 접할 수 있다.

녹색 채소류 채소류에는 풍부한 비타민과 무기질, 그리고 섬유질이 들어 있다. 섬유질은 소화되는 시간을 조절하여 포만감을 주고, 소장 전체가 무리 없이 고루 일을 나누어 하여 영양의 흡수가 천천히 완벽하게 될 수 있도록 해준다. 또한 대장에서 노폐물과 함께 빠른 배설을 할 수 있도록 장의 운동을 촉진한다. 녹색식물에 든 엽록소는 몸에 가장 큰 활력을 주고, 태양의 힘을 인간의 내장에 전달해준다고 한다. 채소는 입맛을 돋우고, 오래 씹어야 하는 음식이라서 하악골을 튼튼하게 하는 데 좋은 식품이다. 이런 채소를 선택할 때는

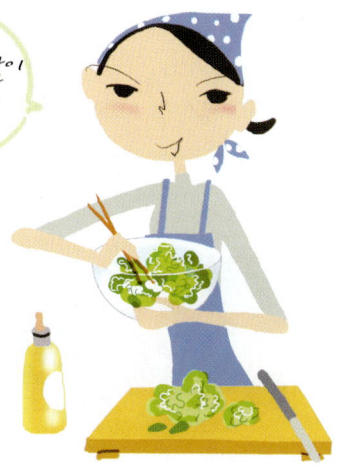

색과 향이 진할수록 그리고 그 질김이 강할수록 좋다. 우리가 채소를 많이 섭취할 수 있는 대표적인 방법으로는 비빔밥과 샐러드가 있는데, 샐러드를 만들어 먹으면 채소의 영양소를 손실 없이 더 많이 섭취할 수 있다.

채소가 가지고 있는 비타민이나 미네랄은 체내 대사를 조절하고 자연 치유력을 유지하는 데 꼭 필요한 영양소이지만 현대인들은 자연 그대로의 상태보다는 비타민과 미네랄이 거의 없는, 고도로 가공되고 정제된 식품을 즐겨 먹고 있다. 따라서 가공되지 않은 신선한 채소나 과일은 부족한 각종 비타민과 미네랄을 보충할 수 있는 식품의 급원이 된다.

케일은 100g당 181mg의 칼슘을 함유하고 있어서 튼튼한 뼈를 형성하는 데 좋은 식품이다. 또한 철분이 풍부한 소간의 절반이나 되는 철분의 양을 함유하고 있어서 우리나라 사람들의 주된 빈혈의 원인인 철분 결핍성 빈혈에도 좋은 철분 식품으로 권장된다. 게다가 과일과 맞먹을 정도로 비타민 C까지도 풍부하며 기타 다른 비타민과 미네랄, 식이 섬유까지 골고루 갖추고 있어서 케일은 비만, 고혈압을

비롯한 각종 성인병의 치료 효과까지 기대할 수 있다. 이른 새벽 마시는 싱싱한 녹즙의 상쾌함 속에도, 더운 여름 별미로 복을 싸듯 쌈을 싸먹는 우리네 식탁 위에도 케일은 녹색의 싱그러움과 함께 건강과 활력을 선물하는 신비로운 녹색 채소로, 사랑 받는 건강 먹거리로 자리매김하고 있다.

<u>명일엽</u>은 비타민 B_1, B_2, B_6, B_{12}, C, 철분, 인, 칼슘 등이 많이 함유되어 있어서 빈혈, 고혈압, 당뇨병, 신경통에 탁월한 효능이 있으며, 특수 성분(약효)이 들어있어서 이뇨 완화, 강심 작용, 식욕 증진, 피로 회복, 건위·정장 및 신진 대사를 도와서 병후, 산후, 냉증 등에 자양 강정 효과가 뛰어나며 탈모도 방지해주는 기적의 약초라고도 한다. 줄기와 잎을 녹즙을 내어서 마시면 병의 예방 및 치료가 될 뿐 아니라 노화 방지에도 한몫을 하게 되므로 현대인의 성인병 노이로제를 해결할 수 있는 좋은 건강 자양 식품이다. 일본의 자생지에서는 명일엽을 사료로 먹는 젖소가 우유를 30%나 더 생산한다고 하니 그 영양가를 입증하고도 남는다. 명일엽을 자르면 누런 즙이 나오는데 이것이 이뇨, 강심, 완화 작용을 해주는 성분이다. 명일엽은 또한 목욕제로서 보온 효과와 미용 효과도 크다.

버섯류 버섯은 암이나 성인병 등을 예방할 수 있는 항생 효과가 있어 건강 식품으로서의 효능면에서뿐 아니라 그 맛과 향이 뛰어난 별미 요리로서 식탁에 올림직한 좋은 먹거리가 된다.

버섯의 영양 성분을 살펴보면 90%가 수분이고 단백질, 지방, 탄수화물은 적어 에너지원으로서의 가치는 적다. 그러나 비타민 B₂와 나이아신이 비교적 많이 들어있으며 비타민 D와 전구체인 에르스테롤이 풍부하다. 이 에르스테롤은 자외선을 받으면 활성화되어 비타민 D가 되는데, 비타민 D는 뼈의 구성 성분인 칼슘과 인의 흡수를 촉진시켜 튼튼한 골격과 치아를 구성하게 하는 기능을 갖고 있으므로 낮 동안 햇빛을 받지 못하는 사무실, 공장, 지하 등에서 종일 일하는 사람들에게는 더욱 필요한 영양소이다. 따라서 엘고스테롤을 많이 함유하고 있는 버섯은 겨울이 긴 북부 지방이나 일광이 짧은 지역에 사는 사람에게는 중요한 식품이다. 무기질로는 인, 칼슘, 칼륨이 포함되어 있는데, 특히 칼륨은 체내에서 세포 속에 존재하며 나트륨과 함께 산·알칼리 및 수분 평형을 조절하는 생리 기능을 갖고 있다. 또한 근육 및 신경조직의 수축과 이완에도 관여한다.

해조류 해조류는 흔히 '바다의 채소'라 불린다. 일반 채소류보다 비타민과 무기질이 풍부해 예로부터 푸른 채소가 귀한 겨울철의 비타민 공급원으로 그 구실을 톡톡히 해왔다. 뿐만 아니라 섬유질도 풍부해 각종 성인병의 예방과 개선에 빼놓을 수 없는 식품이다.

최근 들어 해조류는 공해 시대를 살아가는 현대인에겐 없어서는 안 될 필수식으로 자리잡았는데, 이는 <u>해조류의 알칼리 성분이 육류 섭취와 스트레스 등으로 점점 산성화되어 가는 우리 몸을 중화시켜주기 때문이다.</u> 게다가 해조류에 함유된 무기질은 각종 공해로 인해 인체에 축적된 독을 제거해준다. 다시마는 검고 두꺼운 천연산을 먹을 수 있어서 가장 좋고 미역도 마찬가지이다. 파래와 김도 양식할 때 첨가되는 첨가제의 문제가 있기는 하지만 아직까지는 자연적인 식품이라고 말할 수 있다.

생식, 한 차원 높은 음식문화

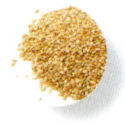
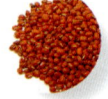
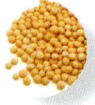

P A R T

3

- ⑩ 생식이란 무엇인가?
- ⑪ 생식은 채식과 자연식보다 더 완전
- ⑫ 엽록소, 식물 속에 흐르는 초록색 혈액
- ⑬ 효소, 생명 활동을 관리하는 우리 몸의 일꾼
- ⑭ 가장 이상적인 생식 재료의 조건은?
- ⑮ 채취 생식과 가장 유사한 동결 건조 생식

10 생식이란 무엇인가?

현대인들이 섭취하는 각종 음식물들의 질은 심각한 수준으로 떨어져 있으며, 이에 대한 문제 의식도 광범위하게 확산되어 있다. 1980년대에 이미 미국 식품 영양 위원회에서는 미국민들의 식생활을 개선하기 위한 프로젝트에 착수, 그 결과물들을 발표하며 건강한 식생활의 기준을 제시한 바 있다. 우리나라 역시 오래 전부터 생식과 자연식으로 암과 같은 질병을 치유한 사람들의 체험담 등이 널리 알려졌었다. 그렇다고는 해도 한낱 민간 요법으로 치부되어 일반인들에게 그다지 주목받지는 못했다. 그러나 이제 생식이 가진 과학적 근거가 세계적으로 인정받기 시작하면서 바야흐로 자연식, 생식 붐이 불고 있다. 지금은 오히려 수많은 대안적 식사법 중에서 어떤 것을 택해야 할지 헷갈릴 정도이다.

결론부터 말하자면, 모든 건강 식사 중에서 가장 적극적으로 질병에 대항하고, 우리 몸이 원천적으로 가지고 있는 자연 치유력을 최대화하는 방법은 바로 생식을 하는 것이다. 생식은 생곡식, 생야채, 생과일을 살아 있는 상태, 즉 생명력이 있는 상태로 먹는 것을 말한다. 인간은 오랫동안 화식火食을 해왔다. 화식이란 열을 이용해 음식을 가열하는 것이다. 화식을 하면 음식물이 먹기 편한 상태로 변하지만 동시에 단백질의 변성이 이루어지면서 중요한 영양소인 효소는 파괴된다. 거기다 화식은 원래 육식肉食을 위한 조리 방법이며, 음식의 맛을 돋우기 때문에 자연스럽게 과식過食으로 이어진다. 즉 화식, 육식, 과식은 뗄 수 없는 관계이다. 이러한 식생활이 더욱 극단적으로 이어지면 인류의 건강에 심각한 문제를 야기하게 된다.

이 반대의 방식이 바로 생식이다. 이것은 화식, 과식, 육식, 가공 식품을 먹는 것 등과는 반대의 개념으로, 익혀 먹지 않고, 너무 많이 먹지 않고, 고기를 먹지 않고, 몸 속으로 들어오면 독이 되는 첨가물이 섞이지 않은 음식을 먹는 것을 의미한다. 옛말에 "병자病者는 염소 한 마리를 사서 1년 동안 그 뒤를 따라다니며 염소가 먹는 것만 먹어라"라는 말이 있다. 염소가 먹는 음식이라는 말은 넓은 의미에서 자연 그대로를 자연스럽게 먹어야 한다는 말로 받아들여야 한다. 염소의 식사처럼 자연 그대로를 자연스럽게 먹으면 우리 몸 안의 자연 치유력이 향상되고 질병 등에 쉽게 굴복하지 않는 강인한 몸을 만들 수 있다.

11 생식은 채식과 자연식보다 더 완전

그렇다면 생식과 다른 자연식의 차이는 무엇일까? 자연식은 생식, 채식 등 각종 대안적인 형태의 식사들을 통칭하는 넓은 개념인데 대체로 인공 첨가물이나 재료 없이 천연 재료로 요리한 음식을 뜻한다. 채식은 말 그대로 육류를 배제하고 식물성 식품을 중심으로 식사하는 방식을 뜻한다. 우유, 달걀 등의 제품은, 전혀 먹지 않는 채식주의자들도 있지만 포함시키는 경우가 대부분이다. 우리나라의 절 음식이

채식 식사의 대표적인 예라 할 수 있으며 서구인들 사이에서도 채식주의는 오랜 역사를 가지고 있다. 하지만 이 경우 조리 방식에 대해서는 별 제한이 없다.

생식은 음식의 재료뿐만 아니라 조리 방식도 정확히 규정하고 있다. 즉, 고기뿐만 아니라 생선, 유제품, 알류까지 모두 배제시키고, 식물성 식품들을 익히지 않고 생으로 먹는 방식이다. 그 이유는 화식火食이 가진 치명적인 약점을 극복하는 것, 즉 식품 속에 내재된 가장 훌륭한 영양소를 파괴시키지 않고 온전하게 먹는 것이 가장 건강에 이롭기 때문이다. <u>생식으로 인해 얻을 수 있는 가장 대표적인 성분은 엽록소와 효소이다.</u>

12 엽록소, 식물 속에 흐르는 초록색 혈액

오직 식물에서만 섭취할 수 있는 가장 주요한 성분 중의 하나가 바로 엽록소이다. 이 엽록소는 식물이 광합성을 할 때 필요한 에너지를 태양으로부터 받아들이는 중요한 역할을 하는 성분이다. 그런데 이 엽록소에 깃들인 놀라운 효능이 수많은 학자들의 주목을 받고 있다. '푸른 혈액' 이라고도 불리는 엽록소는 동물의 혈액과 놀랍도록 비슷한 기능을 수행한다고 한다. 그 외에도 항암, 항염 작용을 하며 손상된 세포를 재생시키고 해독 작용, 항 콜레스테롤 작용에 이르기까지 만병통치라 불러도 손색이 없을 만큼 다양한 작용을 한다는 것이 입증되었다. 엽록소가 가진 기능을 살펴보면 다음과 같다.

<u>첫째, 조혈 작용을 한다.</u> 독일의 세 명의 화학자들(리하드, 빌루스, 뎃타 박사)은 엽록소와 헤모글로빈과의 관계를 연구했는데, 엽록소의 기본 물질인 포르피린이라는 원소를 분석한 결과 그 화학구조가 헤모글로빈과 거의 흡사했다. 유일한 차이점이 있다면 엽록소는 가운데 핵 원소로 마그네슘Mg을, 헤모글로빈은 철분Fe을 함유하고 있다는 점이다. 그런데 동물이 이 엽록소를 섭취하면 그 가운데 마그네슘이 철분으로 치환되는 작용이 일어난다. 이런 작용을 통해 소나 말 같은 초식 동물이 생명력을 유지하는 것이다.

<u>둘째, 효소를 활성화한다.</u> 엽록소는 생명 유지 물질인 각종 비타민과 미네랄은 물론 아직 인간이 생화학적으로 발견하지 못한 유익 물질까지 함유하고 있어 효소를 만들고 활성화시키는 역할을 한다.

<u>셋째, 세포 부활 작용을 한다.</u> 엽록소는 세포 재생에 탁월한 효과를 발휘하여 각종 이상 장기의 정상화에 크게 기여한다. 또 신진

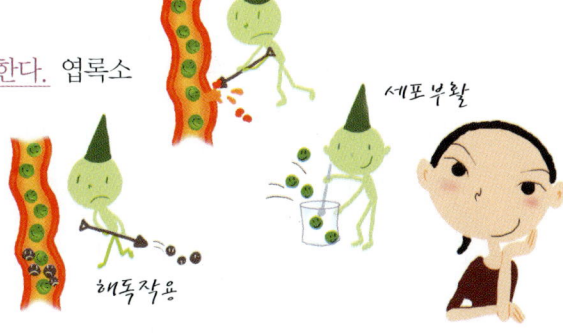

대사와 세포의 분열, 증식이 왕성해져 피부나 혈액을 비롯해서 몸 전체를 젊게 하는 효과가 크다. 따라서 각종 장기의 이상이 완화되고 질병 예방과 치료를 촉진하게 되는데, 특히 심장·소화 관계 기관의 기능 정상화에 더욱 큰 효과를 나타낸다고 한다.

<u>넷째, 체질을 개선시켜준다.</u> 체액은 우리 몸 세포의 전해질 농도의 차이에서 구분되는데 산성과 알칼리성으로 나뉜다. 엽록소 속에는 양질의 비타민과 무기질이 많이 들어있기 때문에 체액 속의 전해질 농도를 약알칼리성으로 맞춰준다.

<u>다섯째, 해독 작용을 한다.</u> 입이나 몸에서 냄새가 심하게 나는 사람이 야채즙을 상복하면 몸에서 나던 냄새가 다 없어지는데 이는 야채 속에 들어 있는 엽록소 때문이다.

<u>여섯째, 콜레스테롤 수치를 떨어뜨린다.</u> 동물 실험에 의하면 먹이에 1%의 엽록소를 섞어 주었더니 콜레스테롤 수치가 혈액 중에서 26.2% 감소하였고, 2%를 섞어 먹인 경우에는 32.6%나 감소하였다고 한다.

그밖에도 <u>엽록소는 감염을 예방하고 화농을 방지해주며 진통 억제 작용을 한다.</u> 또한 엽록소의 일종인 클로로필린은 태운 육류나 담배의 타르에 다량 함유된 발암 물질인 벤조피렌이 세포 내에 흡수되는 것을 방해해서 <u>암세포의 발생을 억제하는 작용을 한다.</u> 또한 정력 강화, 숙취 해소, 천식, 고혈압 등 다양한 증상에서 훌륭한 치유 효과를 나타낸다는 보고가 있다.

13 효소, 생명 활동을 관리하는 우리 몸의 일꾼

효소는 일종의 촉매제이다. 모든 화학 반응에는 촉매제라는 것이 있다. 물론 촉매제가 없어도 화학 반응은 진행되지만 그 속도와 양상은 촉매제로 인해 엄청나게 달라진다. 효소는 바로 생물체 내의 화학 반응에 관여하는 촉매제로 일종의 단백질이라 할 수 있다. 우리 몸에서는 현재 2,000종 이상의 효소가 발견되었는데 이 효소들 하나하나는 각기 하나의 기능을 수행한다. 호흡, 성장, 혈액의 응고, 감각 활동, 세포 재생산 등등, 우리 몸에서 일어난 모든 신진 대사의 속도와 조건을 이들이 조절하고 있는 것이다. 만약 우리 몸 안에 소화 효소가 없다면 밥 한 끼를 소화하는 데 수십 년의 시간이 필요하지만 다행히도 효소의 작용으로 불과 한두 시간이면 탄수화물과 단백질이 포도당과 아미노산으로 잘게 분해되어 몸에 흡수된다. 우리 몸에 효소가 부족하면 효소에 의한 신진 대사가 이루어지지 않아 몸이 무겁고 체내에 독소가 발생하게 된다. 또한 우리 몸에 흡수된 탄수화물, 단백질, 지방은 연소되어야만 에너지가 발생하는데 탄수화물이 타는 온도는 380℃로 사람의 몸에서는 결코 낼 수 없는 온도이다. 그렇지만 효소가 작용을 해서 이 연소 작용을 가능케 한다. 그런데 이 효소는 다음과 같은 매우 까다로운 특성을 가

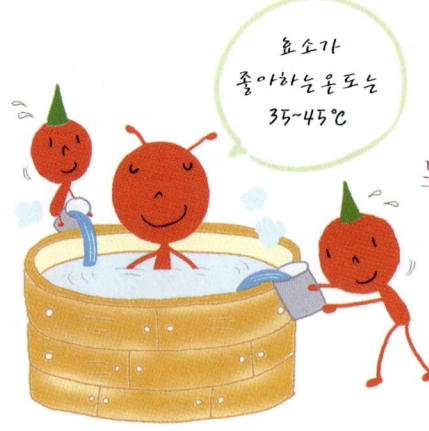

지고 있다.

<u>첫째, 효소는 온도와 수소이온농도pH 등의 요인에 의해 제약을 받는다.</u> 즉, 특정 온도와 pH 범위 내에서만 제대로 기능을 발휘할 수 있는 것이다. 대부분 효소들은 35~45℃에서 제 기능을 발휘한다. 바로 이 이유 때문에 음식에 함유된 효소들은 55℃ 이상의 열을 가해 조리할 경우 불활성화되어 그 기능을 잃어버린다. 이것은 효소의 원재료인 단백질의 특성이다.

<u>둘째, 일부 효소는 사람의 몸에서 만들어지지 않으므로 음식물을 통해서 섭취해야만 한다.</u> 그렇기 때문에 어떻게 효소를 섭취하느냐 하는 문제는 대단히 중요하다. 효소는 곡식의 씨눈에 가장 많이 들어있고 엽록소가 함유된 식물의 잎, 줄기, 뿌리, 열매에도 들어 있다. 그런데 아무리 효소가 많이 함유된 식품이라고 해도 가열해서 먹으면 효소가 이미 불활성화된 상태이므로 아무 소용이 없다.

효소가 불활성화되었을 때의 에너지 효율과 효소가 살아있을 때의 에너지 효율은 엄청난 차이를 보이는데, 불활성화되었을 때의 에너지 효율은 20%를 넘어서지 않지만 살아있을 때의 에너지 효율은 85%까지 올라갈 수 있다. 효소가 불활

성화된 밥을 먹을 때는 열 숟가락을 먹어야 생명 활동을 유지할 수 있지만 효소가 살아 있는 채로 생식을 하면 한 숟갈만 먹어도 충분하다. 효소는 생식이 가져다주는 가장 큰 선물 중 하나인 것이다.

14 가장 이상적인 생식 재료의 조건은?

곡식, 야채, 과일을 가열하지 않고 생으로 먹는 것이 생식이다. 그것도 채취 당시에 먹는 것이 가장 좋다. 모든 농산물은 채취한 순간부터 전해질이 이동하고 영양소가 유실되기 때문이다. 하지만 그것은 쉽지 않은 일이므로 채취한 지 얼마 지나지 않은 양질의 곡식을 구입해서 바람이 잘 통하는 그늘에서 말린 다음 분쇄해서 가루로 만들어두면 좋다. 그리고 신선한 야채나 해조류 등을 구입해서 깨끗이 씻어두었다가 곡식 가루와 함께 알맞은 양으로 섭취하면 좋다. 그런데 어떤 농산물이든 다 좋은 것일까?

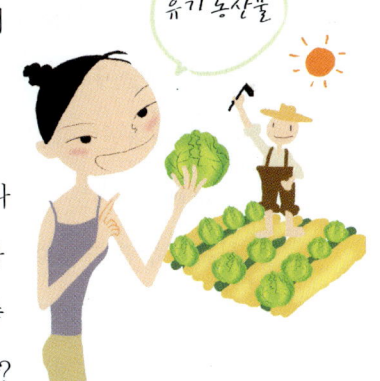

농업이 공업처럼 기계화, 대량화되면서 이제 농산물들도 공장에서 만들어지는 식품만큼이나 유해 물질에 많이 노출되고 있다.

우리나라의 농약 사용량은 적지 않은 편인데다 야채나 채소도 수확하기 전까지 제초제를 비롯한 살충제와 병충해 방지제를 수차례나 살포한다. 생산비를 줄이기 위해 성장 촉진제를 사용하는 일도 흔하다. 이러한 농산물을 생으로 먹는다면 득보다 실이 많을 것은 자명한 이치이다. 따라서 생식을 위해서는 그 재료들을 신중하게 가려서 선택해야 한다. 생으로 먹는다는 것은 재료를 그대로 먹는다는 것이기 때문이다. 그렇다면 생식 재료는 어떤 조건을 갖춰야 할까?

<u>첫째, 인체에 유해한 농약이나 화학 비료, 제초제 등을 사용하지 않은 유기 농산물이어야 한다.</u> 요즘에는 이러한 유기 농산물을 슈퍼나 백화점에서 쉽게 구할 수 있다. 부산대 김치연구소의 실험에 의하면 유기 농법으로 기른 배추는 일반 배추에 비해 항암 효과가 월등하다고 한다. 항암성 물질로 알려진 카로티노이드의 함량이 35%로 일반 배추(18%)보다 2배 가까이 높기 때문이다. 특히 강력한 발암원인 아플라톡신 B_1에 감염된 실험쥐에게 6일 된 배추김치의 추출물을 투여한 결과, 돌연변이 유발 억제 효과가 일반 배추김치는 42%였으나 유기농 배추김치는 74%로 훨씬 높은 것으로 나타났다. 결과적으로 실험쥐의 수명 연장 효과는 일반 김치가 18.5일인 데 반해 유기농 김치는 25.3일로 1.5배 정도 높았다. 덴마크 유기농 협회의 한 조사에 따르면, 일반 근로자의 정자수가 1ml당 5,500만 개인 반면 유기 농산물을 먹어온 농민은 그 두 배 가량인 1억 개나 된다고 한다.

<u>둘째, 우리나라에서 자라난 식품을 먹어야 한다.</u> '식품의 위도론' 이라는 것이 있는데, 이는 위도에 맞게 음식을 먹으라는 말이다. 술을 예로 들어보면 러시아나 중국의 북부 지방에서는 추운 날씨에 알맞게 알코올 농도가 높은 보드카나 고량주를 마신다. 날씨가 따뜻한 지

방의 사람들은 독한 술을 마시지 못한다. 만약 열대 지방에 사는 사람들이 독한 보드카를 매일 마신다면 몸에 열이 오르는 것도 문제지만 간에 심각한 문제를 줄 수 있다. 우리나라의 소주는 알코올 농도가 25%인데 우리보다 조금 위도가 낮은 일본에서는 12% 정도밖에 안되는 정종을 마신다. 음식도 마찬가지로 예로부터 농경 민족인 우리에게 알맞은 음식은 육식이 아니라 곡식과 채소를 위주로 한 곡채식인 것이다.

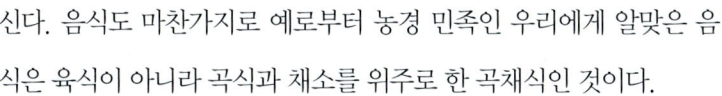

그런데 요즘 헐값에 대량으로 쏟아져 들어오는 수입 농산물이 우리의 식생활을 위협하고 있다. 중국산 수산물에서 나오는 납덩어리와 수입 깨에서 검출된 발암 물질들은 일회성의 단순한 사고가 아니다. 대부분의 수입 농산물이 대량 생산과 장거리 이동을 위해 잔류성 농약으로 범벅이 된 채 들어오기 때문이다.

<u>셋째, 유전자 조작 식품을 피해야 한다.</u> 최근 수입 농산물 중에는 유전자 조작 식품GMO(Genetically Modified Organisms)들이 무수히 섞여 들어오고 있다. 대표적인 GMO는 제초제 저항성 GMO와 해충제 저항성 GMO이다. 이 식물들은 독한 제초제와 해충제를 뿌려도 죽지 않는 특성을 가지고 있다. 이는 바꿔 말하면 잔류 농약량이 엄청나게 증가된 식품들이라는 의미이다. 뿐만 아니라 유전자 조작 과정 자체가 자연적으로 이루어지지 않는 유전자 조작을 인위적으로 만들

내가 진짜 오렌지~

어낸 것이라 항상 예상치 못한 위험성이 도사리고 있는 돌연 변이 식물을 만들어낸 셈이 된다. 이는 단순한 가정이 아니라 영국과 독일의 의학 연구소에서 실험을 거쳐 밝혀낸 결과로 1998년 영국 로웨트 연구소에서는 GMO를 섭취한 실험 동물에게서 면역 체계와 질병 저항력이 극히 떨어지는 것이 관찰되기도 했다.

GMO의 본거지라 할 수 있는 미국의 식탁이 이미 이 유전자 조작 식품으로 점령당했고 우리나라의 식탁도 예외는 아니다. 하지만 오래 전에 이미 문제에 눈뜬 유럽에서는 농민, 소비자 환경 단체들이 줄기찬 반대 활동을 편 끝에 GMO가 상점과 가정에서 거의 사라져 버렸다. 우리나라에서도 'GMO 반대 생명 운동 연대' 등 몇몇 단체들이 이에 대한 각성을 촉구하고 있는 실정이다.

<u>넷째, 제철 농산물이어야 한다.</u> 요즘 슈퍼에서는 어떤 과일이든 사시사철 먹을 수 있다. 그렇지만 제철 과일과 하우스에서 재배된 과일은 맛도 향취도 다르다. 이는 어떤 농산물이라도 마찬가지이다.

비타민과 미네랄이 부족한 산성 토양에서 자란 야채, 비닐로 가려져서 햇볕을 차단하고 기른 야채는 모양은 번드르르하지만 질에서는 형편없는 삼류 야채일 뿐이다. 비닐 하우스를 한 겹 두르면 태양 에너지의 광합성 작용이 30%나 감소한다. 두 겹을 두르면 그 배인 60%나

광합성 작용의 효과가 떨어진다. 그래서 똑같은 상추 한 포기라도 제철에 제대로 재배한 것과 철을 거슬러 성급하게 비닐 하우스에서 기른 것은 영양 성분에서 20배 가량의 차이가 난다. 그러므로 생식을 통해 농산물에 담긴 좋은 영양소를 확실히 섭취하고자 한다면 반드시 제철 농산물로 생식을 해야만 한다.

15 채취 생식과 가장 유사한 동결 건조 생식

생식이 가장 완전한 식사법이라는 것은 공감한다 해도 도시 생활을 하는 현대인이 논과 밭, 산에서 자라난 농산물들을 잘 골라서 채취 당시 상태 그대로 '생식'하는 것은 사실 불가능에 가까운 일이다. 그렇다면 이 생식과 가장 근접한 형태의 식사법은 무엇일까? 생식의 장점을 그대로 살릴 수 있는 방식은 무엇일까? 가루 상태로 판매되는 생식 제품들은 선식, 즉 미숫가루와 흡사한 형태를 띤다. 그렇지만 이 선식 제품들은 곡물을 볶아서 분말화한 것이기 때문에 단백질의 변성과 비타민 B군이 죽은 식품이다. 먹기 편한 형태로 가공하면서도 재료에 깃들인 활성을 그대로 살릴 수 있는 방식은 바로 '냉동'과 '진공 건조 방식'이다.

그런데 냉동도 오래 되면 냉동 자체에서 변성이 될 수 있기 때문에 그

중에서도 동결 건조법이 가장 좋다. 시판되는 생식 제품에서는 동결 건조 방법을 사용하고 있는데 이 방법은 식품을 -40℃ 이하에서 급속 동결하고 진공 상태에서 저온 건조하기 때문에 식품의 맛이나 영양은 물론이고 색과 향의 변화가 거의 없다.

원래 동결 건조는 의약품 제조 원리로 주사약을 만드는 공법에 사용되었던 것인데 식품 가공에도 광범위하게 이용되고 있다. 예를 들어 케일은 수분이 92%인데 이것을 -40℃에서 동결하면 0℃에서 어는

생식으로 질병을 치유하려는 분들에게

모든 사물을 긍정적으로 보고 생각하는 사람과 부정적으로 또는 배타적으로 느끼고 행동하는 사람은 삶의 질이나 깊이에 있어서 실로 엄청난 차이가 있다. 예를 들면 같은 돌이라도 걸려 넘어지면 걸림돌이고 딛고 넘어가게 되면 디딤돌이 되는 것과 같은 이치다. 이와 마찬가지로 어떠한 시각을 가지고 병을 바라보느냐에 따라 질병의 치유 정도는 현저하게 달라진다.

대부분의 환자나 가족들은 암이라는 진단을 받는 순간부터 마치 사형 선고를 받거나 한 것처럼 절망하기 시작한다. 암을 사형 선고라고 생각하는 것은 '모든 병은 약으로 고친다'는 개념에서 출발한다.

약이면 어떤 병이든 고칠 수 있다는 신념이 암이라는 진단에 있어서는 깨지기 때문에 어떤 약으로도 정복할 수 없다는 사실은 곧 암은 고치지 못하는 병, 즉 죽음과 동일한 말로 받아들이는 것이다. 하버드 대학의 심리학 교수인 브리스톨 박사는 ≪신

물분자만 얼고 -40℃ 이하에서 어는 성분의 분자는 그대로 살아있어서 전해질 이동이 일어나지 않는다. 이렇게 얼린 케일을 진공 상태에서 저온으로 건조하여 가공된 케일 분말은 물만 부으면 원래의 맛과 향은 물론 영양이 그대로 살아 있다. 영양소의 변성은 효소의 불활성화를 의미하는데 효소는 55℃만 되어도 불활성화된다. 따라서 동결 건조를 하면 효소의 불활성화가 일어나지 않고 채취 당시의 97% 상태로 보존이 가능한 것이다.

념의 마력magic of believing≫이라는 저서에서 이긴다는 마음을 가지고 경기에 임하는 경우와 진다는 생각을 하고 임하는 경우를 비교한 실험을 했는데 그 결과를 보면 이긴다는 마음을 갖고 경기에 참가하는 사람들이 3배 이상의 좋은 성적을 거두었다고 한다. 질병 앞에서 기가 꺾여서는 절대로 병을 이길 수가 없다. 내가 반드시 건강해져서 병의 기를 꺾어놓고야 말겠다는 사기가 충천해야 질병에 대적해서 싸울 수가 있는 것이다. 생식은 그 자체로 기가 꽉 차 있는 생명의 먹거리이기 때문에 질병으로 고생하는 환자분들에게 가장 믿음직한 건강의 길잡이가 될 수 있다.

독일의 작가인 장 파울은 "인생을 한 권의 책에 비유한다면, 어리석은 이는 책장을 척척 넘겨가면서 읽고 현명한 이는 한장한장 정성스럽게 넘겨가면서 읽는다. 왜냐하면 현명한 이는 그 책을 단 한번 밖에 읽을 수 없다는 사실을 알기 때문이다"라고 했다. 한 장 한 장 정성스럽게 넘겨가면서 인생이라는 책을 읽는 지혜, 어쩌면 이것은 생식을 하는 사람에게 어울리는 말이 아닐까 싶다.

생식으로 질병을 고친다

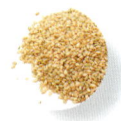

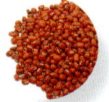

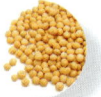

- ⑯ 간 질환 / 증상과 종류
- ⑰ 간 질환 / 원인
- ⑱ 간 질환 / 생식으로 고친다
- ⑲ 만성 피로 증후군 / 원인과 증상
- ⑳ 만성 피로 증후군 / 생식으로 고친다
- ㉑ 고혈압 / 원인과 증상
- ㉒ 고혈압 / 생식으로 고친다
- ㉓ 뇌졸중 / 원인과 증상
- ㉔ 뇌졸중 / 생식으로 예방한다
- ㉕ 심근경색 / 원인과 증상
- ㉖ 심근경색 / 생식으로 예방한다

P A R T

4

27 당뇨병 / 원인과 증상

28 당뇨병 / 생식으로 관리한다

29 알레르기 / 원인과 증상

30 알레르기 / 생식으로 고친다

31 갱년기 증후군 / 원인과 증상

32 갱년기 증후군 / 생식으로 고친다

33 골다공증 / 원인과 증상

34 골다공증 / 생식으로 예방하고 치료한다

35 빈혈 / 원인과 증상

36 빈혈 / 생식으로 고친다

37 위장병 / 원인과 증상

38 위장병 / 생식으로 고친다

39 변비 / 원인과 증상

40 변비 / 생식으로 고친다

41 설사 / 원인과 증상

42 설사 / 생식으로 고친다

43 비만 / 원인과 증상

44 비만 / 생식으로 고친다

45 암 / 먹는 것에서 시작한다

46 암 / 생식으로 예방하고 치료한다

16 간 질환/증상과 종류

간은 무게가 1.0~1.5kg으로 우리 몸에서 제일 큰 장기이며 그 크기만큼이나 많은 기능을 수행하는 기관이기도 하다. 해독 기능, 혈액 및 영양분 저장 기능, 호르몬 대사 기능, 당 대사 기능, 혈청 단백질과 담즙 생성 기능, 소화 촉진 기능, 면역체 형성 기능 등 간은 우리 신체 내에서 핵심적이고 필수적인 기능들을 너무나 많이 수행하고 있다. 그런데 간은 '침묵의 장기'라고 불린다. <u>조직의 많은 부분이 망가져도 뚜렷한 자각 증상이 나타나지 않기 때문이다. 그렇기 때문에 더욱 더 간 질환에는 큰 주의를 기울여야 한다.</u> 일반적으로는 다음과 같은 증상이 나타나면 간에 이상이 생긴 것이 아닌지 체크해보아야 한다.

눈이 피로하고 시력이 떨어진다 | 입맛이 없으며 소화가 안되고 가슴이 답답하다 | 배에 가스가 차고, 구역질과 변비 증세가 있다 | 소변이 누렇고 지린내가 많이 나며 거품이 인다 | 쉽게 피로를 느끼고 일에 의욕을 잃는다 | 얼굴에 기미와 실핏줄이 보인다 | 가슴과 등에 고춧가루 같은 반점이 생긴다 | 두드러기나 피부 가려움증이 있다 | 빈혈이 생기고 머리카락이 잘 빠지며 감기에 잘 걸린다 | 코, 잇몸, 항문에 자주 피가 난다 | 정신이 멍해지고 기억력과 집중력이 약해진다 | 팔다리가 시리거나 저리며 귀울림이

있다 | 스트레스가 쌓이면 여간해서는 해소되지 않는다 | 손바닥 가장자리가 유난히 붉고 부스럼이 몸에 잘 난다.

대표적인 간 질환으로는 간염, 지방간, 간경변, 간암이 있다. 간염은 말 그대로 간에 염증이 생기는 것이다. 그 원인에 따라 알코올성 간염, 바이러스성 간염으로 분류하며, 바이러스성 간염은 그 원인 바이러스의 종류에 따라 A, B, C, D, E,…형 간염으로 분류한다. 병의 진행에 따라 급성과 만성으로 분류하는데 급성은 1~3개월 안에 치유되지만 급성 간염 환자의 20%가 만성 간염으로 진행된다. 지방간은 지방 및 탄수화물 대사와 관련된 효소 영양 결핍으로 간에 중성 지방이 쌓이는 것이다. 그 원인에 따라 알코올성 지방간, 비알코올성 지방간으로 분류하는데, 비알코올성 지방간은 비만, 당뇨, 약물, 영양 부족(효소 등)으로 인하여 주로 생긴다. 간경변은 만성 간염이 점점 악화되어 생기는 병이다. 간세포의 재생이 중단되면서 섬유 조직이 증식하여 간이 굳어져 혈액의 유통이 비정상이 되며, 울혈이 계속되면 간으로 가는 산소, 영양의 결핍으로 기능 장애와 구조적 변화가 생겨 간이 점점 굳어져 간경변을 일으킨다.

17 간 질환/원인

간을 병들게 만드는 원인은 무엇일까?

첫째, 스트레스이다. 보통 정신적 충격이나 스트레스를 이야기할 때 우리는 간을 언급한다. '간이 부었다', '간이 졸았다' 등의 표현에서 보여주듯 간은 정신적 스트레스에 민감하게 반응한다.

둘째, 음주는 간에 큰 부담을 준다. 폭음을 많이 하는 사람들은 예외 없이 간에 이상이 있다. 또한 음주와 더불어 과식을 하면 간은 피로에 빠진다.

셋째, 유해물의 섭취는 간을 병들게 만든다. 특히 가공 식품에 들어가는 첨가제나 방부제는 위험하다. 방부제에 함유된 질산염은 체내 반응을 통해 발암 물질을 만드는 것으로 확인되었다. 또한 모든 약제는 간에서 해독 처리되는 동안 간에 부담을 준다. 특히 약물에 의한 간장 침해는 전조 증상 없이 갑자기 심한 간 장애를 일으킨다. 급성 황색간 위축이라 일컫는 급성 간염은 간괴사를 일으켜 간경변이 되는 경우도 있다. 간 장애를 일으킬 수 있는 약물은 다음과 같다. MAO 저해제(카토톤, 이프로나이아지드) | 항결핵제(파스, 히드리지드, S.M, 피리지나이아이드 등) | 설파제 | 항관절통제(신코펜, 즉사조라민, 인도메타신) | 마취제(푸도센) | 면역저해제(6-메캅토뮬린) | 항생제 등. 이외에도 간내 담즙을 울체시키는 약물이 많다.

넷째, 간염 바이러스에 의한 감염이다. 우리나라 국민의 8~10%가 B형 간염 바이러스의 보균자이므로 항상 주의를 기울여야 한다. 특히 간에 병변이 있는 상태에서 음주, 스트레스 등이 결합되면 더욱 병을 악화시켜 간암으로까지 진전될 수 있다는 사실을 잊지 말아야 한다. 그밖에도 간을 피곤하게 만드는 음식물과 생활 습관들도 간 질환의 커다란 원인이 된다.

모든 인체 내의 장기가 그러하듯 간도 몹시 지쳐서 더 이상 일하기 힘든 상태가 되면 일정 기간 쉴 틈을 마련해주어야 한다. 간의 휴식과 재생을 도와주는 비타민과 미네랄을 충분히 섭취하고 과식을 피하고 마음을 편안하게 가지면 가벼운 정도의 증상은 우리 몸의 자연 치유력을 통해 해소할 수 있다. 그런데 간을 쉬게 하기는커녕, 간장약이다 피로 회복제다 해서 약을 남용한다거나 몸에 좋다고 기름진 음식과 보양 식품을 섭취하고 과로하게 되면 간은 더 이상 참지 못하고 여러 가지 질병을 밖으로 드러내게 된다.

18 간 질환/생식으로 고친다

간을 고치는 가장 핵심적인 방법은 간을 쉬게 하는 것이다. 간은 규모에 여유가 있고 재생력이 풍부하여 웬만한 이상은 자체적으로 치유한다. 간은 75%를 절제해도 4~6개월 후에는 크기와 기능이 원상 회복된다. 가족에게 간을 떼어주는 수술이 가능한 이유도 바로 이러한 간의 재생력 때문이다. 따라서 간 질환의 치유를 위해서는 어떤 극적인 방법보다 생활 방식과 식습관의 개선이 필수적이다. 술, 담배를

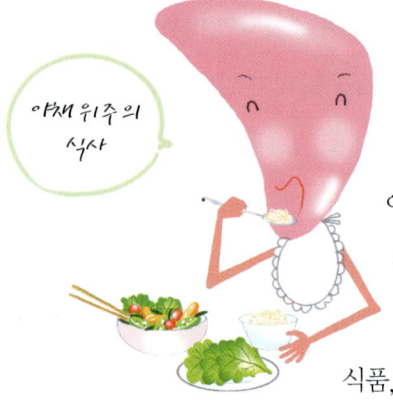

야채 위주의 식사

절대 삼가며 스트레스와 과로를 피하고 함부로 약을 복용하는 것도 금해야 한다. 그리고 가장 중요한 것이 식이 요법이다. 동물성 지방은 피해야 하고 간이 처리해야만 하는 유해한 첨가물이 없는 음식을 먹어야 한다. 육식이나 인스턴트 식품, 가공 식품 등 간을 피로하게 하는 식사를 금하고 엽록소와 효소가 풍부한 곡식(씨눈이 붙어 있는 현미를 비롯한 통곡식), 야채 위주의 식사, 즉 생식을 해야 한다. 생식은 간 질환 치료에 다음과 같은 구체적인 효과가 있다.

<u>1 간장 해독을 도와준다.</u> 유기농 원료로 된 생식을 소식하게 되면 간장이 쉴 수 있게 되고 해독력을 회복할 수 있다.

<u>2 간세포의 재생을 도와준다.</u> 생식은 세포 재생에 필요한 각종 영양소를 다량 공급해주어 새로운 간세포의 생성을 도와준다.

<u>3 천연의 항산화제를 공급해준다.</u> 생식을 통해 천연의 항산화제를 공급해주면 과잉으로 생성된 활성 산소가 지질과 결합하여 간염, 간경변, 간암으로 진행되는 것을 막아준다.

<u>4 체질을 개선시켜준다.</u> 생식을 통해 알칼리성인 식물성 식품을 섭취하게 되면 산성화된 체질이 건강한 약알칼리성으로 개선되어 인체의 저항력이 증강된다.

<u>5 장내 청결을 유지시켜준다.</u> 효소가 살아 있는 생식은 에너지 효율

이 매우 높기 때문에 장내에서 노폐물을 최소한으로 발생시키고 풍부한 섬유소가 장을 청소하는 역할을 해주기 때문에 장을 깨끗하게 씻어주게 된다.

<u>6 조혈, 정혈 작용을 돕는다.</u> 간 속을 흐르는 혈액은 1분당 약 1500ml나 되어 한방에서는 간을 혈해血海라고 부를 정도이다. 따라서 피가 탁해지는 것과 간의 건강 상태는 밀접한 관련을 지니고 있다. 생식은 피를 맑게 하고, 특히 엽록소는 간 기능의 저하로 인한 모든 증상에 매우 효과적이다.

<u>7 간염 바이러스의 생태계를 바꿔주고 면역을 증강</u>시키면 바이러스성 감염은 고칠 수 있다.

19 만성 피로 증후군/원인과 증상

만성 피로 증후군CFS(Chronic Fatigue Syndrome)이란 쉽게 피곤하고 지치며 몸이 나른해지는 피로 증세가 6개월 이상 지속되는 병을 일컫는다. 이것은 명확한 원인이 없기 때문에 그동안 50가지가 넘는 다른 이름으로 불리다가 1988년 미국질병통제센터CDC에서 처음으로 이 명칭을 제안했다. 극도의 피로감과 함께 신체의 전반에 나타나는 통증 현상을 특징으로 하는 이 질환은 현대인을 위협하는 무서운 질환의 하나로 여겨진다. 만성 피로 증후군의 가장 대표적인 추정 원인은 면역계의 이상이다. 현대인들의 급격한 면역력 저하가 이 병을 만들어냈다는 것이다. 바이러스 감염, 환경 오염으로 방출되는 독성 물질, 유전적 소인들도 잠재적 원인으로 의심받고 있다.

만성 피로 증후군의 증상은 다음과 같다. 뚜렷한 원인이 없는 전신 피로감을 늘 느낀다 | 37.6~38.6℃ 정도의 미열이 난다 | 목구멍 부위에 통증이 있다(인후통) | 예전에는 힘들이지 않고 하던 활동을 했는데 근육통이 오래 지속된다 | 전신 다발적으로 관절통이 느껴진다 | 뚜렷한 원인 없이 집중력이 저하되고 우울증, 집중 장애, 건망증, 눈부심 등을 겪는다 | 지속적인 불면증에 시달린다 | 뚜렷한 이유 없는 두통을 머리 전체에서 느낀다 | 설사가 자주 난다.

20 만성 피로 증후군/생식으로 고친다

뚜렷한 원인이 없는 질병인 만큼, 만성 피로 증후군의 제 증상을 치료해내는 약은 없다. 스트레스가 병을 악화시키는 심각한 원인이 되기에 스트레스 대처 요법, 약물 요법, 식이 요법, 운동 요법 등 다양한 방법을 이용해 치료하지만 그 효용성에는 제한이 있다. 무엇보다 중요한 것은 스트레스 해소이다. 만성 피로 증후군은 뇌에 이상을 주어서 우리 몸의 스트레스에 대한 적응기전에 영향을 미치는데 이 때문에 만성 피로 증후군 환자들은 다른 사람들보다 스트레스에 대해 과민하다. 따라서 주위 상황과 자기 자신의 마음가짐을 잘 조절해야만 한다. 스트레스를 피하는 역할도 하면서 혈액 순환을 활발하게 해주는 단전호흡과 같은 적절한 운동도 도움이 되며, 면역력을 높이고 간의 피로를 막는 식생활도 필요하다. 생식은 만성 피로 증후군에서도 가장 효과적인 식사법으로, 다음은 그 구체적인 효과들이다.

1 소식을 함으로써 간의 부담을 줄인다.
2 생식에 사용된 녹황색 야채가 피로 회복에 도움을 준다.
3 생식은 유기농, 무농약 원료를 주로 사용하고 화학적 첨가물, 인공색소, 방부제 등을 첨가하지 않아 독성 물질의 섭취를 막아주며, 간의 해독 작용으로 인한 부담도 줄여준다.
4 생식을 섭취하면 면역 세포를 튼튼하게 만들어 면역 질환을 예방한다.
5 풍부한 식이 섬유가 장운동을 활발하게 하여 독성 물질을 배출하는데 도움을 준다.

21 고혈압/원인과 증상

혈압이란 흔히, 동맥 내의 압력을 말한다. 보통 정상 혈압은 수축기 혈압이 120mmHg, 이완기 혈압이 80mmHg이다. 수축기 혈압이란 심장이 수축할 때 동맥이 받는 가장 높은 혈압을 말하며, 이완기 혈압은 심장의 수축과 수축 사이의 휴식기의 혈압이라 할 수 있다.

고혈압은 수축기 혈압이 140mmHg 이상이거나 이완기 혈압이 90mmHg 이상으로 지속되는 경우를 일컫는다. 이완기 혈압이 90~104mmHg일 때를 경증 고혈압, 105~110mmHg일 때를 중증도 고혈압, 110mmHg 이상일 때를 중증(혹은 고도) 고혈압이라고 분류한다.

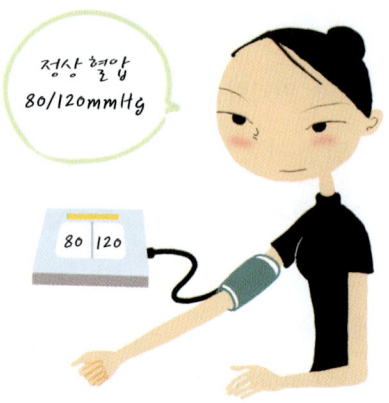

고혈압의 명확한 원인을 찾기는 쉽지 않다. 고혈압은 일차성 고혈압과 다른 병의 증상으로 나타나는 이차성 고혈압으로 나뉘는데, 일차성 고혈압은 본태성 고혈압이라고도 부르며 고혈압 환자의 95%가 이 부류에 속한다. 이 일차성 고혈압의 원인은 분명치 않다. 하지만 대체로 급한 성격, 비만, 염분 과다 섭취, 스트레스, 흡연, 음주, 당뇨병, 칼슘과 칼륨의 섭취 부족 등이 작용하는 것으로 추정된다. 운동 부족도 중요한 원인 중 하나로, <u>말초 모세혈관이 줄어들어 전체의 순환하는 혈류량이 많아져 혈압이 높아지므로 적당한 운동은 반드시 필요하다.</u>

본태성 고혈압은 병이 아니다. 우리 몸에 항상성을 유지하기 위한 일종의 신체 방어기전이다. 혈액이 탁해서 혈액 속 지방분이 많고 당분이 많아서 잘 흐르지 않으며 혈관의 탄력성이 떨어져서 신축이 잘 안되는 경우, 말초 혈관에까지 혈액을 공급하기 위하여 압력을 높여서 혈액 공급을 할 때 나타나는 증상이 이 본태성 고혈압이다. 따라서 혈액을 맑고 잘 흐르게, 혈관벽을 튼튼하게 해주면 고쳐진다.

이차성 고혈압은 장기Organ 호르몬계 이상(신성고혈압증), 약제 복용 등 발병 원인이 뚜렷한 것으로 전체 고혈압 환자의 5%를 차지한다. 이차성 고혈압은 원인 질병을 고쳐주면 된다.

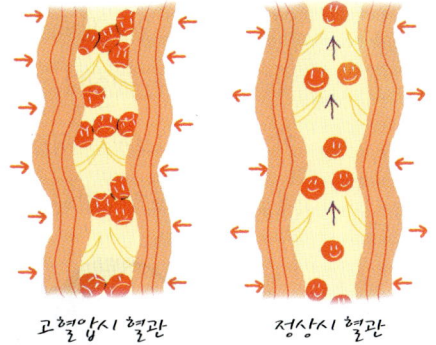
고혈압시 혈관   정상시 혈관

고혈압은 그 자체가 무서운 것이 아니다. 그 뒤에 숨어 있는 고지혈증, 동맥경화 등의 원인을 제거하지 않으면 건강하다가도 어느 날 갑자기 뇌졸중이나 심장마비와 같은 합병증의 위험에 처하게 된다.

고혈압은 상당 부분 진행될 때까지는 그 증세를 드러내지 않는데 우리나라 국민의 약 1/5이 고혈압인 것으로 추정된다. 흔히 '고혈압' 하면 머리가 아프거나 어지럽거나 코피가 나는 등의 증상이 있을 거라고 생각하는 사람들이 많은데 그것은 착각이다. 대부분의 고혈압 환자들은 별 자각 증상 없이 지내다가 우연히 신체 검사 등에서 발견하게 된다. 이렇게 조용히 진행되다가 치명적인 합병증을 일으키기 때문에 고혈압은 '조용한 살인자Silent Killer'로 불리기도 한다.

22 고혈압/생식으로 고친다

고혈압의 치료 방법에는 약물 요법과 비약물 요법이 있다. 고혈압의

1차 선택약은 이뇨제로, 혈액 속의 수분을 빼서 혈액의 양을 줄여 압력을 조절하는 것이다. 약물 요법에 사용되는 약물은 다음과 같다. 이뇨제(다이크로짓, 라식스, 이시드라이, 알닥톤) | β-수용체 차단제(아테놀, 메트프롤롤) | 칼슘 길항제 | 안지오텐신 전환효소 억제제 | 교감신경 억제제, 교감신경수용체 자극제, α-수용체 차단제 | 혈관 확장제.

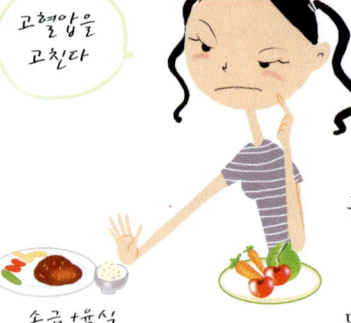

그런데 이러한 약물 요법은 호르몬의 교란, 효소 역할의 차단, 체액의 교란 등을 일으켜 혈압은 내려갈지 모르지만 많은 불안, 우울증, 현기증, 기립성 저혈압, 두통, 무기력, 구강 건조, 졸림, 미각 장애, 체중 변화 등의 심각한 부작용을 초래한다.

비약물 요법으로는 적당한 운동과 음주 제한, 휴식, 금연 등이 있다. 특히 소금과 지방을 피하는 식이 요법이 대단히 중요하다. 생식 역시 소금과 지방의 과다 섭취를 피하는 이상적인 식사라 할 수 있다. 그렇다면 생식은 고혈압에 어떠한 효과를 나타낼까?

<u>1 저염식을 실천할 수 있다.</u> 고혈압 식이 요법에서 가장 중요한 것은 저염식을 실천해야 한다는 것이다. 그러나 김치, 장아찌, 젓갈, 고추장, 무침, 졸임을 상시적으로 먹는 한국인은 항상 염분 과잉 상태이다. 소금은 입맛을 돋궈주는 최고의 조미료이지만 소금에 함유된 나트륨은 혈액 속 수분량을 높이고 혈액의 부피를 늘려 결국 혈관을 팽

창시키는 작용을 한다. 생식은 곡채류에 소금을 비롯한 일체의 첨가물을 가미하지 않고 건조 처리한 식품으로 이상적인 저염식이라 할 수 있다.

2 동물성 지방의 과잉 섭취를 줄일 수 있다. 육류에 많이 들어 있는 포화 지방의 섭취를 줄이고 식물성 기름이나 생선에 많이 들어 있는 불포화 지방을 섭취하면 혈압이 떨어진다는 연구 결과가 있다. 포화 지방의 섭취를 줄이면 고혈압의 대표적인 합병증인 관상동맥 질환의 위험이 감소한다.

3 소식을 통해 적당한 체중을 유지할 수 있다. 비만과 고혈압은 밀접한 관련이 있다. 체중이 늘면 혈압도 올라간다. 그렇기 때문에 체중을 줄이는 것만으로도 혈압을 줄일 수 있다. 끼니 대신 생식을 하면 필요한 영양소를 모두 섭취하면서도 체중을 조절할 수 있다.

23 뇌졸중/원인과 증상

뇌는 4개의 뇌동맥으로 보내지는 혈액으로부터 산소와 영양을 공급받고 에너지를 얻는다. 이 동맥들은 뇌의 구석구석까지 혈관이 길게 뻗어 있는데 이 동맥에 이상이 발생하는 것을 뇌졸중이라고 한다.

뇌졸중은 흔히 중풍으로 불려지는데 뇌혈관이 막히거나 파열되어 반신, 전신 또는 국부가 마비되어 감각이나 운동성을 잃게 되는 상태를 통칭한다. 대개 노년층에게 발생하지만 종종 청·장년층에서도 나타날 수 있다. 우리나라에서 상당히 높은 발생 빈도를 보인다.

뇌졸중은 허혈성 뇌졸중과 출혈성 뇌졸중으로 나뉜다. 허혈성 뇌졸중은 뇌의 일부에 혈류가 차단되거나 부족하게 되어 뇌조직으로의 산소와 영양 공급이 잘 안되는 것으로 갖가지 신경 장애를 일으킨다. 출혈성 뇌졸중은 뇌의 혈관이 파열되어 뇌 속에서 출혈이 되어 생긴다. 이 경우 출혈은 곧 멎지만 터져 나온 혈액이 혈종이 되고 주위 뇌조직을 압박해 갖가지 증세를 일으킨다.

뇌졸중 증상은 대부분 갑작스럽게 발현된다. 또 신체의 오른쪽이나 왼쪽 중 한쪽에서만 나타나는 것도 특징이다. 특히 한쪽 팔, 다리 힘이 약화되고 얼굴과 몸통 부위의 감각이 둔해지거나 저리게 된다. 말이 어둔하게 나오거나 시력 장애도 뇌졸중의 한 증세이다. 이러한 증상들은 약간 불편할 정도로 약하게 나타날 수 있고 심한 경우에는 마비로 나타난다. 심한 두통 및 구토증, 의식 장애, 호흡 장애도 함께 나타나며, 시간 경과에 따라 증세가 심해지기도 한다.

뇌졸중의 주요 원인은 뇌 동맥경화증이다. 동맥경화증은 고지혈증, 고콜레스테롤혈증 또는 흡연에 의해 일어난다. 그렇기 때문에 결국은 고혈압, 동맥경화, 당뇨병, 고지혈증의 원인인 식생활, 스트레스, 운동 부족이 원인이라고 할 수 있다. 뇌 동맥경화증으로 뇌 혈류가 악화되어 있어도 별다른 자각 증상이 나타나지 않는 경우가 많은데, 이런 사람이 혈압이 떨어지거나 탈수되면 뇌졸중 증세가 나타난다.

젊은 연령에서 일어나는 뇌졸중은 심장 질환이나 선천성 심장병이 원인인 경우가 대부분이며, 어린이의 경우는 선천성 뇌 기형이나 바이러스 감염이 원인으로 노인에게서 나타나는 뇌졸중과는 원인이 다르다.

24 뇌졸중/생식으로 예방한다

뇌졸중 증상이 발현되면 급속히 악화될 수 있기 때문에 일단은 병원으로 옮겨서 치료를 받아야 한다. 발현 후 2주일까지를 급성기라 부르는데 이때는 전신 관리와 약물 요법으로 치료를 한다. 2주가 지나 증세가 안정되고 재발작이 없을 경우 만성기라고 해서 원인 질병 치료에 들어간다. 뇌졸중은 재발하는 경우가 많으므로 만성기의 치료가 본격적인 치료라 해도 과언이 아니다. 이때 뇌혈관 확장제 등으로 약물 치료를 하지만 뇌졸중을 일으킨 원인 질병 치료가 더욱 중요하다. 뇌졸중의 위험 인자가 되는 질환들은 고혈압, 동맥경화증, 고지혈증, 당뇨병 등이다. 이 질병들은 모두 짠 음식과 당분, 열량을 피하고 균형식과 적절한 운동을 요한다.

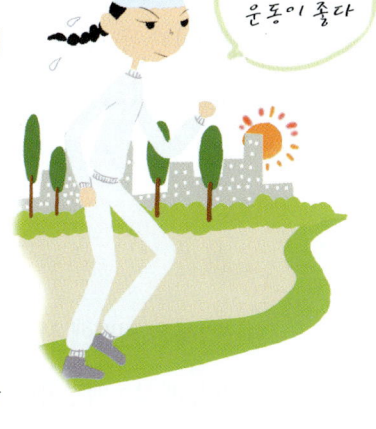

뇌졸중엔 운동이 좋다

생식은 다음과 같은 작용을 통해 뇌졸중을 예방하는 데 탁월한 기능을 수행한다.

1 염분 섭취를 줄일 수 있을 뿐 아니라 통곡식을 섭취하면 나트륨 배설을 돕는다.
2 동맥경화증의 가장 큰 원인인 과식을 방지할 수 있다.
3 동물성 지방 섭취를 극적으로 줄일 수 있다.
4 해조류가 함유된 생식을 하면 요오드, 칼슘 공급이 이루어져 혈액을 약알칼리로 유지하는 데 도움을 준다.
5 메밀과 들깨를 섭취하면 고혈압, 심장병 개선에 도움을 준다.
6 혈압강하제를 복용하는 경우 마그네슘이 풍부한 푸른 야채와 통곡식, 콩 등을 섭취해야 한다.
7 비타민 C 등 항산화제가 풍부한 식품을 섭취하여 혈관을 건강하게 만든다.

25 심근경색/원인과 증상

심근경색은 심장에 산소와 영양분을 공급하는 관상동맥에 혈전이 생기거나, 관상동맥경화증으로 심근에 경색괴저가 일어나 쇼크 상태에 빠지는 치명적 심장 질환이다. 심장은 혈액을 우리 몸 안으로 보내는 펌프 역할을 하고 있다. 심장의 대부분을 이루는 심근이라는 근육이 수축과 확장을 반복하며 펌프 작용을 하는 것이다. 이 펌프에 에너지를 공급하는 것이 바로 관상동맥이다. 그런데 동맥경화로 인해 이 관상동맥이 막히면 이상이 발생한다. 안정을 취해 단시간 내에 다시 혈류가 흐르면 이것은 협심증이 되지만 6시간 이내에 다시 개통이 안될 경우 심근은 괴사 상태에 빠지는데 이를 심근경색이라고 한다. 주로 중년 이후의 남성에게 많이 발생한다.

따라서 증세는 협심증의 증상으로부터 출발한다. 주로 격렬한 활동을 할 때 나타나기 쉬운데 가슴 한복판이 짓눌리는 것 같고 질식할 것 같은 통증이 온다. 이 통증은 5~15분 정도 지속되는데 활동을 중단하고 안정하면 증상이 가라앉는다. 하지만 통증이 20분 이상 지속될 때는 심근경색을 의심해야 한다. 이 경우 수 시간 동안 통증이 지속되기도 하며 의식을 잃을 수도 있다. 의식이 있더라도 극도의 통증과 호흡 곤란을 겪게 되어 30%가 심장마비로 사망한다. 대체로 3일 내지 1주일이 지나면 고비를 넘기며 회복기에 들어선다. 심근경색증을 일으키는 위험 인자로는 고혈압, 고지혈증, 비만증, 당뇨병 등이 있으며 흡연과 운동 부족도 위험을 높인다. 심장병 환자에게 걷기 운동은 필수이다. 장딴지 근육은 제2의 심장이라고도 한다.

26 심근경색/생식으로 예방한다

심근경색증의 최선의 치료는 예방이다. 한번 발작이 나타나면 치사율, 재발률이 높기 때문이다. 반드시 담배를 끊어야 하며 혈압이 높을 경우 각별히 주의해야 한다. 산책이나 걷기와 같은 가벼운 운동을 규칙적으로 꾸준히 해주는 것도 중요한 예방법이지만 갑자기 무리한 운동은 하지 않도록 해야 한다. 하루 20~30분 정도 이틀에 한번 간격으로 하면 적당하다. 생식은 이 무서운 병을 막는 데도 다음과 같은 효과적인 역할을 한다.

<u>1 콜레스테롤을 낮은 수준으로 유지한다.</u> 육류, 육가공 음식, 유제품 등에는 많은 콜레스테롤이 들어 있다. 생식에 함유된 현미, 잡곡, 콩, 야채, 해조류는 동물성 지방보다 탄수화물과 섬유질이 많이 함유된 재료들로 콜레스테롤을 낮추는 데 효과가 크다.

<u>2 적당한 체중을 유지할 수 있다.</u> 비만인 경우 심장도 과로 상태에 빠지게 되고 고혈압, 당뇨 등에 걸릴 위험이 커지기 때문에 항상 적당한 양의 식사를 하는 습관을 들여야만 한다.

27 당뇨병/원인과 증상

당뇨병은 탄수화물의 신진 대사 장애라고 할 수 있다. 우리가 음식물을 섭취하면 탄수화물은 소화액에 의해 포도당Glucose으로 변한다. 이 포도당이 세포 내 미토콘드리아로 이동하면 효소, 비타민, 미네랄, 산소, 수분의 도움을 받아서 ATP(Adenosine Tri-Phosphate)라는 체내 에너지를 만들어낸다. 그런데 이 포도당이 세포 내로 들어갈 때 췌장에서 생산된 인슐린이 필요하다. 우리가 음식물을 섭취하면 원래 췌장은 적당량의 인슐린을 자동으로 만들어낸다.

그러나 섬유질이 부족한 정제된 식사를 계속할 때 정상적인 인슐린으로는 급속히 흡수되는 포도당을 처리하지 못하여 대량의 인슐린을 생산하다 보면 췌장의 β세포가 과로하게 되고, 과로한 세포에서 인슐린 생산 기술이 저하되는 것과 포도당 세포 내로 유입되는 리셉터의 이상으로 당뇨병이 생긴다. 또한 불규칙한 식사도 문제가 될 수 있다. 다시 말해서 당뇨 환자들은 췌장의 과로로 인슐린을 거의 생산하지 못하거나 혹은 세포가 인슐린에 반응을 하지 않는다. 결국 포도당은 세포 안으로 들어가지 못한 채 혈액에 남아 신역치(160mg/dl)가 넘으면 소변으로 배출된다.

당뇨는 두 가지 유형으로 나뉜다. 인슐린 의존성 당뇨병, 즉 제1형 당뇨병은 면역 체계 이상으로 발생한다. 즉, 우리 몸의 면역 체계가 엉뚱하게 췌장에서 인슐린을 분비하는 세포를 파괴시켜 인슐린이 거의 분비되지 않는 현상이다. 제1형 당뇨병의 원인은 정확하게 밝혀져 있지는 않으나 유전적 요인과 바이러스 감염으로 추정하고 있다.

제2형 당뇨병은 당뇨병의 90%를 차지하는 가장 흔한 종류로 인슐린 비의존성 당뇨라고 한다. 이 경우는 인슐린은 분비되지만 이를 잘 이용하지 못해 나타난다. 특히 40대 이후에 잘 나타나고 환자가 비만인 경우가 많다. 제2형 당뇨병의 추정 원인은 비만, 운동 부족, 스트레스, 약물 중독, 고혈압, 고콜레스테롤혈증 등이다.

당뇨 증세는 상당 정도 진행된 뒤가 아니면 나타나지 않는다. 당뇨의 대표적인 증상에는 <u>다식多食, 다뇨多尿, 다음多飲</u>이 있다. 소변으로 당이 빠져나갈 때, 포도당이 다량의 물을 함께 배출시키므로 소변량이 많아진다. 그 결과 체내 수분이 줄어들고 갈증이 심해지면 물을 많이 마시게 된다. 음식물을 섭취해도 그 에너지원이 수분과 함께 몸밖으로 빠져나가 버리므로 공복감은 더욱 심해지고 더 많은 음식을 먹게 된다. 그밖에도 체중 감소와 전신 권태, 무기력, 소변에 당이 섞인 요당 현상 등이 나타난다. 또한 당뇨병에 걸리면 갖가지 합병증이 나타난다. 면역력 저하, 신장염, 발기 부전, 망막 손실, 백내장, 발이 심하게 허는 '당뇨병 발' 등이 그것이다.

28 당뇨병/생식으로 관리한다

당뇨는 완치는 안되지만 식이 요법과 운동을 통해 잘 관리하면 정상인과 다름없는 건강한 일상 생활을 영위할 수 있다. 특히 여유 있는 마음을 가져 혈압과 혈당을 상승시키는 스트레스 호르몬의 분비를 억제시키도록 해야 한다. 또한 비만으로 인한 당뇨, 고혈압 환자는 살만 빼면 당뇨를 고칠 수 있다.

식이 요법은 콜레스테롤과 지방이 함유된 식품을 제한하고, 포도당을 ATP로 만들어 주는 데 필수적인 비타민, 미네랄, 각종 효소가 풍부한 야채를 많이 섭취해야 한다. 특히 인슐린의 수요를 적게 하고 혈중 지방을 낮추고 체중을 감소시키기 위해서는 섬유질이 많은 현미, 보리, 콩, 메밀, 수수, 귀리 등이 좋다. 혈당치를 안정시키기 위해서 '글리세믹 지수(식품을 먹은 뒤 얼마나 빨리 혈당치가 올라가는지를 측정한 것)' 가 최저치에 가까운 사과와 콩류 또는 마늘, 양파, 늙은 호박, 오이, 효모, 참마, 김, 미역, 다시마, 두부, 땅콩 등을 먹어야 한다. 각종 정제·가공 식품, 설탕, 청량음료, 단순 당질 및 고지방식 위주의 식사는 당의 체내 흡수 속도를 높이고 인슐린 활성에 장애를 일으키며 체내 지방이 축적됨에 따라 당뇨 및 당뇨 합병증을 가속화시키므로 피해야 한다. 또한 과식은 절대 금물이다. 과체중은 당뇨의 가장 큰 위험 요인이기 때문이다.

당뇨를 위한 식이 요법은 자연에 가까운 식사를 하면 할수록 유리하다. 통곡식, 해조류, 채소류, 버섯류 등이 함유된 생식은 식이 섬유, 비타민, 미네랄이 풍부하여 당분의 체내 흡수 속도를 늦출 뿐 아니라 체내 포도당의 이용률을 높여 혈당이 조절되고 당뇨병 증세가 개선되는 효과를 보여준다. 생식 요법은 당뇨 치료에 다음과 같이 작용한다.

당뇨병 환자의 약물 요법과 복용 시 주의할 점

당뇨병에 있어서 약물 작용은 혈당조절제이지 치료제가 아님을 명심해야 한다. 당뇨병에 걸리면 일차적으로 식이 요법과 운동 요법을 먼저 수행하다가 그래도 조절이 안되는 경우에만 약물 요법을 사용하되 선택에 신중을 기해야 한다.

- 설파닐 우레아계 약물 | 작용기전 : 췌장의 β세포를 자극하여 인슐린 분비를 촉진시켜 인슐린에 대한 말초 조직의 감수성을 증가시킨다. | 부작용 : 소화기 계통의 부작용으로 오심, 구토, 복통, 위출혈, 피부 발진, 가려움증, 저혈당증을 일으키기 쉽다.
- 비구아니드계 약물(글루코파지, 글루코닐 등) | 작용기전 : 근육에서의 포도당 섭취 증가, 장관에서의 포도당 흡수 저하, 당원 분해 항진, 간에서의 포도당 신생 저하 등의 효과가 있다. 혈중 트리글리세라이드 및 피브리노겐도 감소되며 체중도 감소되므로 비만증 치료에도 사용된다. | 부작용 : 식욕 감퇴, 오심, 구토, 설사, 비타민 B_{12}, 엽산 감소, 저혈당증 유발, 순환기계 합병증 유발 등이 있으며, 부작용이 심하여 일부 국가에서는 사용을 금하고 있다.
- 인슐린 | 작용기전 : 포도당, 아미노산, 지방산의 세포막 통과 등 인슐린은 모든 기관의 생화학적 대사, 즉 탄수화물, 지방, 단백질 및 핵산의 동화 작용을 촉진시킨다. | 부작용 : 저혈당증, 발한, 쇠약감, 불안, 빈맥 및 떨림, 두통 등이 있으며, 인슐린 투여 환자 중 약 25%가 과민 반응을 나타낸다.

당뇨병 환자에게 운동 요법은 왜 중요한가?

인슐린은 적당하게 몸을 움직여야 활동하는 힘이 높아지는 성격을 가지고 있다. 운동을 하면 에너지가 사용된다. 우선 운동에 직접 관여하는 근육에 글리코겐이 사용되고, 10분 후에는 혈중 포도당, 간에 축적된 글리코겐이 사용되어 15분 후 혈중 포도당치는 하강하게 된다. 20분 이상 운동시 지방 분해가 일어나면 근육 세포에 혈류량이 증가되어 주위에 충분한 인슐린 양이 유지되고 인슐린 감수성도 좋아진다.

약과 생식을 어떻게 먹을 것인가?

혈당은 먹는 음식과 직접 관계가 있다. 식전·후 혈당을 재는 것은 식사를 무엇으로 먹느냐가 혈당에 지대한 영향을 주기 때문이다. 생식은 복합탄수화물과 섬유질이 풍부하기 때문에 포도당이 서서히 유입되므로 인슐린 요구량이 적어진다. 따라서 생식을 하면 혈당이 조절되므로 혈당강하제를 서서히 줄이고 혈당이 안정되면 끊어야 한다.

저혈당

증세 : 기아감, 떨림, 탈력감, 두통, 진땀이 난다, 멍해진다, 화가 난다
대처법 : 꿀, 설탕물이나 단 주스를 마시게 한다.

1 생식은 통곡식과 콩류, 야채처럼 복합 탄수화물과 섬유소가 풍부한 식품으로 구성되어 있어 혈당 유지, 콜레스테롤 저하 효과로 혈당의 조절을 도와준다.

2 생식에는 인슐린의 작용을 돕는 GTF(Glucose Tolerance Factor)로 작용하는 아연, 칼슘, 마그네슘, 비타민 B_6를 비롯한 각종 비타민, 미네랄이 풍부하다.

3 생식은 인체 내에서의 에너지 효율이 높아 한끼에 150~170kcal라는 초소식으로 충분한 식사가 된다. 따라서 과식으로 인한 혈당의 급격한 상승을 막아준다.

4 생식에 함유된 엽록소와 효소는 혈액을 깨끗하게 하며, 인체 내에 불필요한 노폐물을 배설시키는 작용이 있어 당뇨병 환자의 합병증을 예방한다.

5 생식은 무농약, 유기농의 깨끗한 원료만을 엄선하여 만들어진다. 깨끗하고 신선한 식품은 건강한 세포를 재생시키고 병든 세포를 분해 배설시킨다.

29 알레르기/원인과 증상

알레르기란 그리스어 'Allos(Altered : 다르다)'와 'Ergon(Action : 행동)'의 합성어로 일상 생활에 나타나는 여러 생체 반응과 다른 특이 반응을 말한다. 즉, 보통 사람에게는 아무런 문제도 일으키지 않는 물질이 특정 사람들에게는 천식, 비염과 같은 트러블을 일으킨다면 이를 알레르기라 할 수 있다.

알레르기를 일으키는 물질을 항원(알레르겐)이라고 하는데 보통 집먼지나 진드기, 꽃가루, 털, 곰팡이, 음식 등이다. 잘못된 식생활과 환경오염으로 사람들의 면역 체계에 이상이 발생하고 있다는 의심이 지배적이다. 이러한 면역 체계의 혼란은 현대로 와서 더욱 심해져 알레르기 질환을 앓는 사람들의 수는 날이 갈수록 늘고 있다.

특히 편식이나 인스턴트 위주의 잘못된 식사로 인해 체내의 면역 유지를 돕는 항산화 비타민과 미네랄이 부족하면서 더욱 알레르기 질환이 많이 발생한다. 또한 육식 위주의 식생활은 독가스를 많이 발생시켜 간 기능을 약화시키므로 면역 체계 활동에 문제를 야기한다. 소아 알레르기의 원인은 대부분 음식물인데 요즘 어린이들은 동물성 단백질과 인스턴트 식품으로 치우친 식사를 하면서 더욱 발생 빈도가 높아져가고 있다. 알레르기가 쉽게 일어나는 식품들 역시 바로 이 고분자 단백질 식품들로 우유, 달걀, 견과류, 생선, 조개, 돼지고기가 그 예이다.

알레르기성 질환의 대표적인 예로는 알레르기성 비염, 알레르기성 결막염, 아토피성 피부염, 알레르기성 천식이 있는데, 이들은 나타나는 부위만 다른 것이지 근본적으로 면역 체계의 혼란이라는 점에서는 같다. 알레르기성 비염의 경우 연속적인 재채기 발작, 계속 흘러내리는 맑은 콧물, 코막힘 등이 특징적인 증상이다. 그 밖에도 두통,

눈부심, 과도한 눈물, 피로 등의 증상이 같이 생기기도 한다. 알레르기성 결막염은 눈이나 눈꺼풀이 가렵고 결막 충혈이 나타나며 눈꺼풀이 붓고 결막에 끈끈한 눈곱이 생긴다.

어린이들을 괴롭히는 아토피성 피부염의 특징은 가려움증이다. 가려움에 긁으면 습진성으로 변하고 가려움증은 더욱 악화되어 합병증이 생긴다. 영아기에 많이 발생하며 소아기, 사춘기, 성인기에도 양상을 달리 하며 나타난다. 성인기에는 대체로 호전되지만 피부 건조, 습진, 가려움증에 계속 시달릴 수 있다.

30 알레르기/생식으로 고친다

현대 의학에서는 항히스타민제와 스테로이드 등 약물 요법으로 알레르기를 치료한다. 하지만 이 경우, 원인 치료는 되지 않으며 증상만 완화시켜줄 뿐이다. 또한 장기간 사용에는 부작용이 뒤따른다. 이러한 한계 때문에 요즘 한의학을 비롯한 대체 의학에서는 올바른 식생활을 통해 면역 기능을 정상화하고 세포의 재생력을 증진시키는 원인 치료에 노력을 기울이고 있다. 알레르기 치료를 위한 식생활에서 가장 역점을 두어야 할 부분은 <u>독소 생성을 억제시키고 면역 기능을 정상화시키는 것이다.</u>

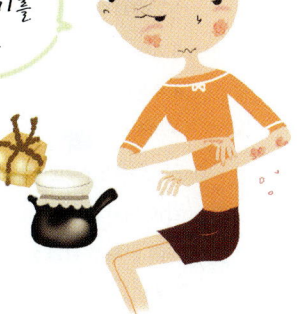

2000년 미국 영양학자들의 연구 결과에 따르면 도정하지 않은 곡물은 면역력을 강화시키는 식품이라고 발표되었다. 그리고 아연, 셀레늄, 비타민 E 등이 면역 세포의 수를 증가시키거나 면역력을 강화시킨다고 한다. 아연은 콩류, 통곡식 등에 절대 섭취량이 많다고 하며 비타민 E는 통곡식의 씨눈, 맥아, 식물성 기름, 과일, 녹색 야채에 많이 함유되어 있다. 셀레늄은 글루타티온 과산화효소라는 항산화 효소를 만드는 데 참여해서 면역 작용을 돕는데, 식물 중에서는 곡류, 녹황색 야채 등에 많은 편이다. 따라서 아연, 셀레늄, 비타민 E를 섭

스테로이드의 작용(부신피질 호르몬제)

- 생리 작용

1 임파조직 억제 작용 : 항알레르기 작용, 면역 억제 작용

　　　　　　　　세포성 면역 : 인터루킨 II의 억제

　　　　　　　　체액성 면역 : 면역 글로불린의 생산 억제

2 항염증 작용 : 염증 반응의 진행 차단(프로스타글란딘, 루코트리엔 등)

　　　　　　염증 유발 화학 전도 물질의 억제

- 신진 대사 작용

1 근육, 골의 당 이화 촉진 → 위축증

2 간에서 당의 신생 촉진 → 혈당 상승

3 지방 분해 항진 → 유리지방산 글리세롤 방출(당의 신생에 이용)

4 수분 전해질에 대한 작용 → 나트륨 저류, 칼륨의 배설 촉진(부종 유발)

- 부작용

2차성 쿠싱증후군(부신피질 호르몬 과잉증) | 부신 위축증 | 정신 장애(불면, 흥분, 억울) | 감염증 악화 | 소화관 출혈, 소화성 궤양 | 골다공증 초래 | 비만, 고혈당, 고혈압, 여드름, 피하 출혈, 무균성 골괴사, 대퇴골두괴사, 근력 저하, 근위축

취하려면 곡류와 콩류를 생식하는 것이 가장 효과적인 방법이다. 알레르기 치료를 위해서는 깨끗한 생수를 많이 마셔 독소 물질을 제거하고 곡채식 위주의 식사를 하면서 스트레스를 줄이는 데 역점을 둬야 한다.

31 갱년기 증후군/원인과 증상

'갱년기'란 말에는 여러 가지 정의가 있지만 의학적으로는 여성이 난소의 기능을 상실하여 폐경을 맞이하고 여성 호르몬 분비가 중단되는 시기를 말한다. <u>이때 대부분의 여성들은 신체적 변화와 함께 심리적 위기감을 겪게 된다.</u> 여성 호르몬인 에스트로겐의 분비 저하는 간뇌 자율 신경계의 실조를 일으켜 얼굴이 화끈거리는 등 여러 증세가 나타나게 되며 이것이 환경적 요인과 결부되면 우울증과 같은 심리적 질환을 동반한다.

갱년기 증후군의 가장 대표적인 증상인 얼굴 화끈거림(안면 홍조)은 에스트로겐 분비 감소로 모세혈관이 확장되어 일어나는 결과이다. 때때로 얼굴, 목, 가슴에 갑자기 뜨거운 기운을 느끼고 피부가 달아오른다. 폐경기 여성의 85%가 겪는 현상으로, 잠을 잘 때 이런 현상이 나타나면 잠을 깨기도 하며 심리적 불안감을 불러일으키기까지 한다.

여성의 생식 기관인 질과 요도계에도 변화가 나타난다. 요도 상피 세포가 얇아지면서 긴장성 요실금이 발생하고 성기의 수축도 나빠진다. 대뇌 신경 물질의 농도 변화로 불면증이 생기며 신경 과민에 시달린다. 피부도 탄력을 잃으며 근육통이나 탈모 현상도 일어난다. 이외에도 피로감, 관절통, 기억력 감퇴, 우울증 등의 다양한 증세들이 나타나 이른바 '삶의 전환기'에 들어선 여성들을 괴롭힌다.

32 갱년기 증후군/생식으로 고친다

최근 호르몬 대체 요법이 갱년기 증후군의 치료에 있어서 대안처럼 되어 있지만 이는 매우 위험하다. 골다공증과 심혈관계 위험이 높아지므로 식물성 단백질과 비타민, 무기질이 풍부하게 함유된 음식물을 섭취해야 한다. 생식은 비타민과 무기질이 풍부하고, 특히 에스트로겐을 대체하거나 에스트로겐 효과를 높여주는 각종 식물 호르몬 성분을 섭취할 수 있어 효과적이다. 생식이 갱년기 증후군 여성에게 이로운 점은 다음과 같다.

<u>1 갱년기 여성에게 가장 좋은 식품은 콩류이다.</u> 콩은 식물 중 유일하게 인체가 필요로 하는 모든 아미노산을 공급하는 식품일 뿐 아니라 풍부한 식물성 단백질을 제공한다. 특히 일명 '식물성 에스트로겐'이라 불리는 이소플라본과 식물성 호르몬이 풍부해 갱년기 증후군의 부작용을 최소화한다. 안면 홍조를 15~45%까지 줄이며 뼈를 보호하

는 역할도 한다. 단, 과다 섭취는 금물이다.

2 생식을 통해 식물성 지방과 견과류, 종자류, 녹황색 야채에 함유된 비타민 E를 충분히 섭취한다. 비타민 E는 갱년기 여성에게는 필수적인 영양소로 에스트로겐의 분비를 촉진하며 그 효과를 높여준다. 또한 현미에 풍부하게 함유된 비타민 B군도 이 에스트로겐의 작용을 돕는 역할을 한다.

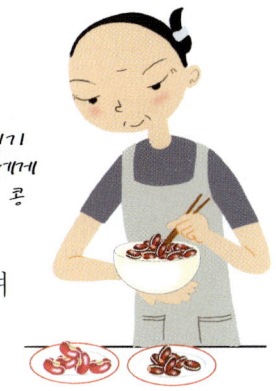

갱년기 여성에게 좋은 콩

3 생식으로 풍부한 무기질과 비타민을 섭취해 신경과 호르몬의 작용을 조절한다. 특히 칼슘, 요오드, 인 등이 함유된 해조류를 끼니마다 먹는 습관을 들이면 뇌와 감각 기관의 쇠퇴를 막아준다.

4 생식은 갱년기 현상을 완화시킬 뿐 아니라 이에 따르는 골다공증과 심관계 질환도 아울러 예방할 수 있다.

33 골다공증/원인과 증상

골다공증은 뼈의 화학적 조성에는 변화가 없고 단위 용적 내의 골량이 감소하는 현상으로 노년층에게 주로 나타나며 경미한 충격에도 쉽게 골절을 일으키는 질환이다. 병명 그대로 뼈에 구멍이 뚫리며 골밀도가 저하되는 현상이 나타난다. 특히 에스트로겐에 의해 골량 감소가 억제되었다가 폐경기 이후에 에스트로겐이 결핍되면서 더욱 더 골다공증의 확률이 높아지게 된다.

골다공증의 원인으로는 식이 인자의 역할이 크다. 칼슘이 부족하면 뼈의 탈골화가 일어나며 칼슘을 흡수하는 데 필요한 비타민 D의 결핍도 같은 결과를 낳는다. 반대로 칼슘의 흡수 혹은 배설을 증가시키는 인이나 단백질의 과잉 섭취도 문제가 된다. 특히 고단백식은 성장기에는 골격 형성을 촉진하지만 성인기 이후, 장기간 고단백식이 계속되면 신장 기능이 퇴화되고 칼슘이 배설되어 결국 노년기 골다공증의 원인이 된다고 한다. 그 밖에 운동 부족도 골다공증의 주요한 원인 중 하나이다.

골다공증 자체의 증세로는 요통 외에 별다른 것이 없다. 그리고 요통이 나타나도 보통 노화 증세로 여기는 경우가 많다. 하지만 골다공증이 진행되면 허리가 구부러지고 키가 작아지며 경미한 충격에도 골절을 잘 일으키게 된다. 골절은 고관절, 척추, 손목, 갈비 부위에 가장 잘 발생한다. 일단 골절이 되면 쉽게 낫지 않는다는 점에서 골다공증은 노년기의 삶의 질을 떨어뜨리는 가장 심각한 질병이기도 하다.

34 골다공증/생식으로 예방하고 치료한다

골다공증이 일단 한번 나타나면 손실된 뼈조직을 정상 상태로 되돌려놓을 수 있는 효과적인 방법이란 없다. 따라서 예방적 치료가 가장 중요한데 식사와 운동을 통해 튼튼한 뼈를 만들어가야 한다. 대비는 빠르면 빠를수록 좋다.

무엇보다 적절한 칼슘 섭취는 필수이다. 케일 등의 엽록소 식품에 들어 있는 칼슘의 양은 우유의 3배 정도이다. 또 칼슘 흡수에 관여하는 비타민 D도 충분히 섭취해야 한다. 감자와 녹색 채소류, 현미, 좁쌀, 해조류를 생식하면 칼슘과 비타민을 충분히 섭취할 수 있다. 특히 폐경기 이후의 여성들은 고칼슘 식사를 하면서도 지방 함량이 적은 식사를 해야 하는데 이런 경우 생식을 통한 칼슘 섭취가 더욱 효과적이다.

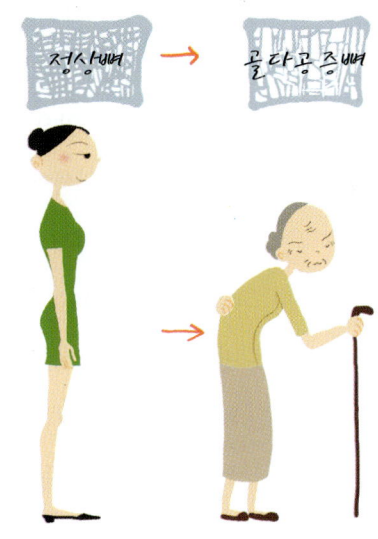

정상뼈 → 골다공증뼈

한편, 나트륨은 소변으로 칼슘을 배설시키기 때문에 과다한 염분 섭취는 피해야 한다. 흡연이나 커피, 탄산 음료 등의 과다한 섭취도 금물이다. 적당한 운동은 골손실을 억제하며 폐경 후 여성의 골질량을 증가시킬 수 있다. 특히 역기, 달리기, 줄넘기, 등산, 테니스, 계단 오르기, 에어로빅 등 체중을 싣는 운동이 좋지만 너무 무리한 운동은 골절 위험이 있으므로 적당한 운동을 규칙적으로 하도록 한다.

35 빈혈/원인과 증상

빈혈은 적혈구 수가 400만개/mm^3미만이거나 헤모글로빈이 1g/100ml이하일 때를 말한다. 빈혈을 일으키는 원인에 따라 그 종류를 살펴보면, 먼저 급성 출혈로 적혈구의 양이 감소하여 나타나는 출혈성 빈혈이 있다. 용혈성 빈혈은 적혈구가 파괴되든지 항진되어 있는 상태이다. 말초 혈액 중의 적혈구는 수명이 120일 정도이고 1시간에 90억 개의 비율로 괴사되고 있는데, 이것을 보상하기 위하여 적혈구가 재생되지 않으면 빈혈이 된다. 철결핍성 빈혈은 철분 부족으로 인해 적혈구 생성이 방해되어 나타나는 빈혈이다. 그밖에도 비타민 B_{12}의 결핍에 의해서 생기는 악성 빈혈, 골수의 조혈 능력이 저하 소실되어서 나타나는 재생불량성 빈혈 등이 있다.

빈혈의 증상으로는, 중요한 장기로의 혈액 공급을 유지하기 위하여 피부나 근육에 혈액 공급이 줄어들면서 피부가 창백하고 탄력이 상실되며 손톱이 오목하게 된다. 또한 호흡 곤란, 빈맥, 두통, 식욕 부진, 복부 불쾌감, 설사, 변비 등이 생기며 미열이 나기도 한다.

36 빈혈/생식으로 고친다

생식은 빈혈 치료에 다음과 같은 효과가 있다.

<u>1 생식을 통해 조혈 작용을 하는 엽록소를 풍부하게 섭취할 수 있다.</u>
양질의 엽록소는 천연 철분 제재라 해도 과언이 아닐 정도로 좋은 피를 만들어낸다. 엽록소 안의 포르피린이라는 원소가 혈액의 적혈구 안에 들어 있는 미세 단백질인 헤모글로빈과 거의 유사한 구조를 가지고 있기 때문이다. 생식을 하면 파괴되지 않은 엽록소를 풍부하게

섭취할 수 있다. 케일은 엽록소를 다량 함유한 대표적인 식품이다.

2 현대인들의 빈혈은 영양 결핍형 빈혈이라기보다는 영양 과잉형 빈혈인 경우가 많다. 음식은 충분히 섭취하지만 무기질이 결핍되어 단백질이 풍부한데도 적혈구를 생산해내지 못하는 것이다. 이 무기질을 충분히 공급할 수 있는 것이 바로 배아 식품이다. <u>생식을 통해 이 배아 식품에 함유된 무기질과 각종 비타민을 충분히 섭취할 수 있다.</u>

3 철분 흡수에 도움이 되는 비타민 C를 생식을 통해 풍부하게 섭취할 수 있다. 명일엽, 솔잎, 양배추 등은 특히 비타민 C가 풍부한 식품이다.

4 양질의 단백질을 섭취하여 단백질 결핍성 빈혈을 치료할 수 있다. 특히 비타민 B군과 나이아신, 판토텐산 등을 함유한 효모는 양질의 단백질을 풍부하게 가지고 있으면서 생체 효소 반응을 활성화시킨다.

37 위장병/원인과 증상

사람이 웃을 때 그의 위장도 웃고, 사람이 찡그릴 때 그의 위장도 찡그린다고 한다. 위장과 내장 기능은 자율 신경의 지배를 받는데, 자율 신경은 스트레스에 매우 약하여 마음이 동요되면 간단히 기능 실조를 일으킨다. 위장병은 궤양이나 암으로 인해 위장관에 질병이 발생하는 기질성 위장 장애와 정신적인 불안정으로 인해 장애가 생기는 기능성 위장 장애로 나뉜다. 그런데 기질성 위장 장애조차도 그 환자군을 조사해보면 정신적 스트레스를 많이 받는 직업을 가진 층에

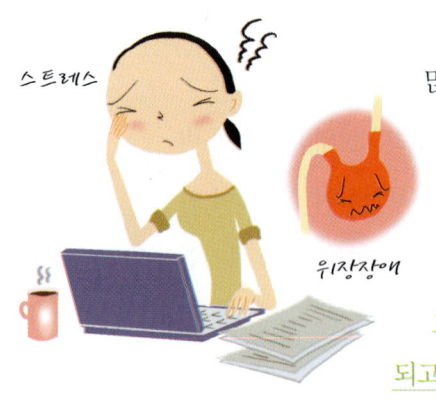

많다고 한다. 기능성 위장 장애로 고생하는 환자의 수는 날이 갈수록 급격히 늘고 있는데 이들은 검사를 해도 뚜렷한 원인을 발견할 수 없으므로 더욱 치료가 어렵다. <u>실제로 스트레스를 받으면 위장 운동이 저하되고 위장으로 가는 혈관이 수축되어 위벽이 창백해지면서 소화가 잘 안된다.</u> 위액 분비가 많아지면 위산 과다 현상이 생기며 이것이 만성화되면 위가 헐게 된다. 스트레스 외에도 과음, 흡연, 무리한 다이어트, 항생제의 장기 복용, 불규칙한 생활 습관 등, 방만하거나 편중된 생활 자세는 위장병을 불러온다.

위장에 이상이 발생하면 우선 자주 복통을 느끼게 된다. 명치끝이 답답하고 더부룩하며 구역질도 난다. 자다가 속이 쓰려 잠이 깨며 만성적으로 피로를 느낀다. 소화가 잘 안되고 신물이 넘어오며 입에서 냄새가 나고 트림을 자주 하게 된다. 때로는 심한 두통을 느끼기도 한다.

38 위장병/생식으로 고친다

위장병은 지극히 흔한 병이다. 위염과 위궤양은 스트레스가 쌓인 가운데 불규칙한 식생활을 하는 사람이라면 누구나 다 한번 경험해 보았을 만한 질환이다. 실제로 집단 검진을 해보면 10~20%의 사람들이 만성 위염 증상을 어느 정도 가지고 있다고 한다.

급성 위염의 경우, 보통 안정을 취하고 제산제 등을 복용하는 방식으로 치료한다. 하지만 중요한 것은 이렇게 가볍게 여기고 방치했다가는 훨씬 더 심각하고 무서운 위장 장애로 옮겨갈 수 있다는 것이다. '먹지 못하는 고통'이 가장 큰 고통이라고 중한 위장병을 앓는 사람들은 입을 모아 말한다. 그러므로 위장병은 예방과 조기 진단이 무엇보다 중요하다. 위장병을 고치는 방법은 스트레스를 적절히 차단하고 규칙적인 식생활과 적당한 운동을 하는 것이다. 식사 요법에서는 위에 대한 자극을 최대한 억제하면서 위장을 컨트롤하는 자율 신경계를 안정시키는 데 초점을 맞춰야 한다.

위장 장애를 일으키는 가장 대표적인 식품은 정백 식품과 육식이다.
정백 식품과 육식은 위에 큰 부담을 줄 뿐만 아니라 위 조직을 해친다. 위점막을 자극하는 향신료, 담배, 정제 소금, 인스턴트 식품 등도 금해야 한다. 특히 설탕과 밀가루로 만든 각종 케이크, 빵 등은 가장 최악의 식사라고 할 수 있다.

생식을 통해 엽록소를 섭취하면 궤양의 직접적인 치유에 효과가 크다. 특히 케일에는 비타민 U가 들어있어 궤양 부분에 세포가 재생되는 작용을 한다. 현미와 야채류는 풍부한 미네랄을 함유하고 있어 위장을 튼튼하게 하고 현미, 미강 속에는 자율 신경을 조절하는 감마 오리자놀이 풍부하다. 그렇기 때문에 백미 대신 현미밥만 먹어도 위장병이 깨끗이 낫는 수가 있다.

39 변비/원인과 증상

변비의 직접 원인은 식생활의 잘못에 있다. 식사를 개선하면 장 기능이 원래의 모습으로 회복되어 변비증이 근본적으로 고쳐진다. 변비증은 크게 기질적 변비와 기능적 변비로 나눌 수 있다. 기질적 변비는 대장암, 장관 유착 등 대장이 막히거나 좁아져서 생기는 변비와 여성인 경우 자궁이나 난소 등 다른 장기의 병변으로 인해 대장이 압박을 받아 생기는 변비를 말한다. 기능적 변비는 대장의 운동 이상이 원인인 변비로, 정백 식품 섭취로 섬유질, 미네랄이 결핍되고 동물성 단백질 식품으로 장이 극도로 피곤해진 것이 최대의 원인이며 수분 부족, 운동 부족, 다이어트, 변을 참는 것, 임신 등에 의해 생긴다. 기능적 변비는 다시 이완성 변비와 경련성 변비로 나뉜다.

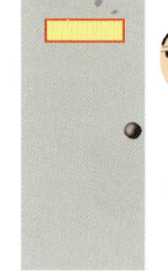

이완성 변비는 대장의 기능이 떨어져 변을 항문 쪽으로 밀어내지 못해 장내에 정체된 상태를 말하며 굵고 딱딱한 변이 나온다. 경련성 변비는 과로, 스트레스로 인하여 대장이 경련을 일으켜 변이 막혀 있는 것으로 딱딱하고 똥글똥글한 변이 나온다. 경련성 변비는 복통, 메스꺼움, 현기증, 어깨 결림 증상을 수반하는 경우도 있다.

변비로 변이 장에 오래 정체되면 변에서 독소가 생성되어 이런 독소들이 문맥혈관을 통해 간장으로 들어가면 간 기능이 저하되고, 장내에서 발생하는 독소는 그 숙변의 위치에 따라 각 장기가 직접 침해를 받는다. 또 피부에도 트러블이 많이 생긴다.

40 변비/생식으로 고친다

변비에 걸린 사람들이 저지르기 쉬운 가장 큰 잘못이 바로 변비약에 지나치게 의존하는 것이다. 변비약을 오래 복용하다 보면 나중에는 양을 늘려도 배변 효과가 떨어지고 건강을 해치기 쉽다. 변비를 고치는 가장 좋은 방법은 식습관과 배변 습관을 바로잡는 것이다. 우선 변을 크고 연하게 해주는 섬유질이 풍부한 통곡식, 과일, 야채, 콩 등을 충분히 섭취하고, 섬유질이 없고 장내에서 오랜 시간 정체해서 부패와 발효를 일으켜 대량의 독소를 발생하는 육류 섭취를 자제해야 한다.

따라서 주식을 현미로 바꾸고 야채와 해조류, 변비 치료에 좋은 잔 생선류의 부식으로 식생활을 개선한다. <u>물은 하루 6~8잔은 마셔야 하며, 규칙적인 배변 습관을 기른다.</u> 특히 아침 식사 후에는 하루 중 대장 운동이 가장 활발하게 이루어지므로 이때 배변하는 습관을 들이면 변비를 고치는 데 많은 도움이 된다. 그리고 정백 식품을 비롯한 가공 식품, 커피, 홍차, 술, 담배 등을 금하는 것은 물론이고, 잠들기 전에 음식을 먹는 것도 삼간다. 습관적으로 배를 마사지해주면 대장에 직접적인 자극을 주어서 연동 운동을 촉진한다. 손바닥을 비벼서

물은 하루에
6~8잔

따뜻하게 한 다음 손바닥 전체로 배를 마사지하면 되는데 배꼽을 중심으로 둥글게 타원을 그리면서 마사지해준다. 허리 뒷부분을 마사지해주는 것도 신경을 자극하여 자율 신경의 활동을 높임으로써 대장 운동을 촉진시킨다. 허리 뒷부분을 따뜻하게 해주고 손으로 마사지해주면 자연히 배변 욕구가 생긴다.

운동은 혈액 순환을 좋게 하고 산소와 영양을 원활하게 공급해줌으로써 대장 기능을 활발하게 해준다. 또한 심장이나 폐의 활동력을 높여주고 신진 대사를 양호하게 하며 몸의 리듬을 고르게 해주는데, 이것은 배변을 원활하게 하는 중요한 작용을 한다. 하루에 두 시간씩 걷기만 해도 모든 변비증은 해소할 수 있다. 다만 경련성 변비인 경우는 몸에 무리가 가지 않도록 주의해야 한다. 스트레스가 직접적인 원인이 되는 경련성 변비의 경우 정신적인 스트레스도 다스려야 한다. 변비를 치유하기 위한 여러 가지 방법이 있지만 가장 효과적인 변비 해소책은 생식을 통한 식사 조절이다. 생식이 변비에 좋은 이유는 다음과 같다.

<u>1 생식은 배변을 원활</u>하게 하는 통곡식과 콩류, 야채처럼 복합 탄수화물과 섬유소가 풍부한 식품으로 구성되어 있다. 따라서 특별히 다른 것을 먹지 않고도 생식만 함으로써 변비는 쉽게 해소할 수 있다.

2 생식에 풍부한 엽록소와 효소는 <u>장내의 독성 물질을 제거하여 만성적인 변비에 매우 효과적이다.</u>

설사/원인과 증상

설사는 변비와 마찬가지로 장에 이상이 있을 때 발생하는 증세이다. 하루 대변량이 200g을 넘거나 대변의 수분량이 증가하거나 변통의 횟수가 비정상적으로 늘었을 때 설사라고 부른다. 설사는 급성 설사와 만성 설사로 나뉘는데 4주 이상 계속되면 만성 설사로 분류한다. 또한 감염성 설사와 비감염성 설사로도 나뉘는데 급성 설사를 일으키는 가장 일반적인 원인은 세균성 식중독이다. 이질, 콜레라, 장염 비브리오 등 음식물과 같이 몸 안에 침입한 세균이 설사를 유발하는 것이다. <u>만성 비감염 설사는 각종 장 질환, 혹은 위장 질환에 의해서도 생길 수 있다. 간, 췌장 질환에 의해서도 생길 수 있으므로 만성 설사는 반드시 정확한 검사를 받아야 한다.</u> 만성 대장암이나 과민성 대장증후군 또는 제산제, 카페인, 과일의 과다 섭취를 통해서도 설사가 유발될 수 있다.

42 설사/생식으로 고친다

설사의 예방을 위해서는 여름철에 날것을 조심해야 하고, 외출 후 집에 돌아와서 손을 깨끗이 씻어야 한다. 일단 설사가 나면 우유, 술, 카페인 섭취는 금하도록 한다. 만성 설사를 막기 위해서는 정확한 검사를 통해 원인 질환을 치료하면서 장 기능을 강화하고 섬유소가 풍부한 음식을 섭취해야 한다. 생식은 급성과 만성 설사에 모두 좋은 효과를 나타낸다. 생식은 설사를 예방하고 완화하는 데 다음과 같은 역할을 한다.

1 섬유질이 많은 음식은 장내 운동을 활발하게 하고 장을 청소하는 역할을 해서 장을 건강하게 만든다. 현미, 통밀, 보리, 귀리, 옥수수, 메밀 등 정제되지 않은 곡식과 야채, 과일을 생식하면 풍부한 섬유소를 섭취할 수 있다.

2 생식을 통해 섬유소를 많이 섭취하면 장운동이 증가되어 음식물이 충분히 분해, 흡수되기도 전에 배변이 일어날 수도 있다. 그래서 생식을 처음 복용했을 때, 설사를 하는 사람도 있지만 이러한 섬유질은 결국 장내를 청소하는 역할을 한다.

3 생식은 비타민, 미네랄, 생리 활성 물질 등을 풍부하게 함유하여 면역력을 증가시키므로 세균, 바이러스 감염을 억제할 뿐만 아니라 이러한 감염에 의한 장 질환을 개선시켜 준다.

43 비만/원인과 증상

보통 비만이라고 하면 체중이 많이 나가는 것으로 단순하게 생각하는 사람들이 있다. 그러나 정확한 비만의 정의는 신체 내에 쌓인 체지방 Fat Mass이 정상보다 높은 것을 말한다. 즉, 음식물로 섭취된 칼로리가 신체 활동으로 다 소모되지 않고 지방 조직으로 몸 속에 축적되어 생기는 것이다. 사람들은 왜 살이 찌는 걸까? 체질이니 뭐니 하는 이유를 댈 수도 있겠지만 사실 살이 찌는 원리는 너무나 단순하다. 가축에 비유해서 좀 안됐지만 가축을 빠른 시간 안에 살찌게 하려면 고단백, 고칼로리의 사료를 많이 먹이고 움직이지 못하게 하고 스트레스를 많이 받게 하면 된다. 사람이 살이 찌는 것도 이와 마찬가지다. 살이 찌는 원리가 단순한 것처럼 살을 빼는 원리 또한 너무나 간단하다. 적게 먹고 많이 움직이고 스트레스를

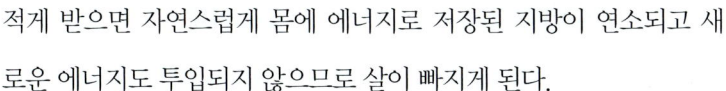

적게 받으면 자연스럽게 몸에 에너지로 저장된 지방이 연소되고 새로운 에너지도 투입되지 않으므로 살이 빠지게 된다.

과도한 식사에 몸을 많이 움직이지 않는 현대인들에게 비만은 하나의 질병이다. 1996년 세계보건기구WHO에서는 비만을 치료해야 할 질병으로 선언한 바 있는데, 비만의 가장 심각한 위협은 그 합병증이다. 비만으로 인한 질병에는 고혈압, 당뇨병, 뇌혈관 질환(중풍), 고지혈증, 심장 질환과 같이 혈관에 기름기가 축적되어 발생하는 합병증이 가장 많다. 그 외에도 관절염, 통풍, 호흡 기능 장애, 불임, 생리 불순, 정력 감퇴 등과 같은 내분비 기능 이상을 초래하며, 장암이나 유방암과 같은 암 발생 빈도도 매우 높다고 보고되어 있다. 즉, 비만은 인간의 거의 모든 장기에 부담을 주며 질병을 유발시키는 대단히 위험한 병이다.

44 비만/생식으로 고친다

비만을 고치려면 덜 먹어야 한다. 그러나 단순히 음식을 줄이는 것이 아니라 현명한 감식을 해야만 건강을 유지할 수 있다. 무리한 다이어트는 또 다른 질환을 부를 수 있기 때문이다. 비만으로 고민하는 사람들이 많아지면서 시중에는 온갖 다이어트 요법들이 횡행한다. 이들 대부분은 최소한의 적은 칼로리로 공복감을 최소화하는 데 초점이 맞춰져 있다. 이러한 단기 요법들은 눈에 보이는 효과는 있을지 몰라도 장기적으로는 요요 현상을 부추겨 더 비만을 악화시킬 수 있고 무엇보다 신체에 큰 부담을 준다. 더 건강해지기 위해 다이어트를 한다는 사실을 잊지 말아야 한다. <u>비만을 고치는 가장 효과적인 방법은 당질 식품을 피하고, 포만감을 쉽게 느낄 수 있도록 섬유질이 많은 곡식(현미, 보리, 콩, 메밀, 수수, 귀리 등)을 주식으로 하는 것이다. 비타민과 미네랄이 풍부한 야채류, 버섯류 및 해조류나 과일</u>이 좋지만, 과일은 수분이 매우 많아 저녁에 먹으면 배뇨가 증가하여 수면 방해를 일으키고 신장에 부담을 줘서 부종이 생기며 대사 기능이 떨어져 체중이 쉽게 줄어들지 않는다는 사실을 명심해야 한다. 그리고 비만 환자들은 튀기거나 볶은 요리보다 굽거나 찌는 요리를 하는 것이 좋으며, 조리할 때 설탕, 기름, 소금은 적게 써야 한다.

칼로리만 높고 영양가가 낮은 인스턴트 식품을 삼가고 외식을 하더라도 패스트푸드나 튀김 종류는 피하는 것이 좋다. 식욕을 증진시키는 만성적인 스트레스를 받지 않도록 하면서, 꾸준한 운동과 규칙적인 식사 습관을 갖도록 한다.

생식은 건강과 다이어트를 동시에 잡을 수 있는 식사법이다. 다른 이유 때문에 생식을 먹은 사람들도 공통적으로 체중 감량을 경험할 정도이다. 생식이 비만에 좋은 이유는 다음과 같다.

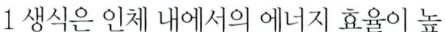

1 생식은 인체 내에서의 에너지 효율이 높아 한끼에 150~170kcal라는 초소식으로도 충분한 식사가 된다. 따라서 과식으로 인한 비만을 막아준다.

2 생식은 통곡식과 콩류, 야채처럼 복합 탄수화물과 섬유소가 풍부한 식품으로 구성되어 있어서 포만감을 주므로 일반식보다 적은 양을 먹게 된다.

3 생식은 혈액을 깨끗하게 하며, 인체 내에 불필요한 노폐물을 배설시켜 비만으로 유발되는 여러 질환을 예방한다.

45 암/먹는 것에서 시작한다

신체의 장기는 세포로 구성되어 있다. 정상적인 세포는 신체가 필요로 하는 범위 내에서 조화롭게 세포를 만든다. 그런데 세포가 무제한

증식을 해서 덩어리를 형성할 때 이를 종양Tumor이라고 하며 이중 다른 조직으로 전이되는 악성 종양을 암이라고 한다. 현대 의학의 발전으로 조기에 발견하면 상당 부분 완치가 가능하지만 아직도 암은 한국인의 사망 원인 1위를 차지하는 무서운 병이다. 1999년 한국인이 가장 많이 걸린 암은 위암이며 그 다음으로는 폐암, 간암, 대장암, 자궁경부암, 췌장암, 유방암 순이다.

처음에는 정상적인 몸의 일부분이었던 세포가 왜 암세포로 되는지에 대한 구체적인 원인과 메커니즘은 아직까지 현대 의학의 힘으로도 밝혀내지 못하고 있다. 다만 아플라톡신, 비소, 석면 등 몇 가지 밝혀진 발암 물질, 방사선과 자외선 등 물리적인 자극들이 암세포를 만들어낸다는 정도만 규명해냈을 뿐이다.

하지만 미국 암협회ACS(American Cancer Society)에서도 발표했듯이 잘못된 식습관, 운동 부족, 흡연은 분명히 발암 요인이 된다. <u>특히 암을 일으키는 가장 결정적인 원인은 식습관이다.</u> 음식물과 관련이 깊은 암은 식도, 위, 결장, 직장, 흉부, 폐, 간, 췌장, 자궁, 방광, 전립선에 발생하는 암으로, 결국 대부분의 암이 이에 해당한다고 볼 수 있다. 비타민 C, E, A, Se, 식이 섬유질 등의 영양소 부족도 암의 원인이 된다. 우리가 평소에 먹고 마시는 식품에는 탄수화물, 단백질, 지방, 비타민, 미네랄 등 수많은 성분의 물질이 들어 있다. 그런데 자연 상태의 식품에 여러 차례의 가공을 거듭하면 영양 성분 중 많은 부분이 파괴되거나 변질되는데, 이런 식품을 오랫동안 섭취하면 인체에 필요한 영양소의 부족으로 인해 암을 비롯한 각종 만성 질환에 걸릴 위험성이 높아진다.

암의 증세는 발생 부위에 따라 여러 가지인데 상당 부분 진행되기 전까지는 심각한 증세를 유발하지 않는다. 보통 원인을 알 수 없는 출혈이 있을 때(대장암, 자궁암), 망울이 잡힐 때(유방암), 소화 불량이 있거나 음식 삼키기가 힘들 때(위암, 식도암), 배변 습관과 변 내용물이 변했을 때(대장암, 직장암), 기침이 계속 나오고 목소리가 쉴 때(폐암, 후두암), 한번쯤 의심해 볼 필요가 있다. 물론 이러한 증상들의 원인은 암 이외에도 숱하게 많지만 조기 진단이야말로 암을 치료하는 데 최고의 방법임을 기억해야 한다.

46 암/생식으로 예방하고 치료한다

미국 암협회는 1997년 새로운 암 예방 지침의 골자를 다음과 같이 밝혔다.

대부분 식품은 식물성을 선택한다 | 매일 5가지 이상의 과일이나 야채를 섭취한다 | 고지방 식품, 특히 동물성 식품 섭취를 제한한다 | 기름에 튀긴 요리를 피하고 구워 먹는다 | 매일 30분 이상 운동하고

적절한 체중을 유지한다 | 조깅, 수영, 정원 가꾸기를 한다 | 알코올 섭취를 줄이고 담배를 끊는다.

위의 지침만 보아도 식물성 식품의 섭취가 암을 막는 데 얼마나 큰 효과가 있는지 알 수 있다. 식물성 식품에 함유된 비타민과 미네랄, 섬유질 등은 인체를 암으로부터 보호해 주는 중요한 역할을 하기 때문이다. 섬유질을 많이 섭취하는 아프리카 주민들에게는 대장암이 거의 발견되지 않는다. 또 비타민 A를 함유한 식품을 많이 섭취한 흡연자는 그렇지 않은 흡연자보다 폐암에 덜 걸린다는 연구 결과도 나와 있다. 그러나 이러한 영양소들은 조리 과정에서 쉽게 파괴되므로 생식을 통해서 훨씬 더 풍부하게 섭취할 수 있다. 생식은 면역력을 키워줄 뿐만 아니라 암 예방 및 치료를 위한 수칙들을 모두 구현하고 있는 식사법이다. 생식이 암환자에게 이로운 점은 다음과 같다.

1 생식은 <u>저하된 면역력을 증강</u>시켜 인체의 면역계가 스스로 암세포와 싸우도록 돕는다.

2 천연의 생식에는 <u>인체에 유용한 효소</u>가 살아 있다. 이는 체액을 건강한 약알칼리로 유지시켜 인체의 자연 치유력을 극대화시킨다.

3 체내에서 <u>노폐물의 생성이 적어</u> 혈액이 탁해지는 것을 막아준다.

4 유기 농법으로 재배된 곡채식에는 항암성의 생리 활성 물질이 풍부하게 함유되어 있다.

5 영양학적으로 생식은 식품에 함유된 무수한 영양소들을 파괴되지 않은 상태로 섭취할 수 있다. 특히 동결 건조한 생식은 소화 흡수가 용이하여 소화에 어려움을 겪는 암환자들도 쉽게 먹을 수 있다.

생식과 건강 관리

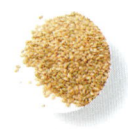
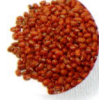
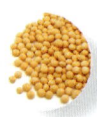

P A R T

5

- 47 어린이 허약 체질, 생식으로 개선한다
- 48 수험생 건강, 생식으로 관리한다
- 49 임산부 건강, 생식으로 관리한다
- 50 노년기 건강, 생식으로 관리한다
- 51 피부 건강, 생식으로 관리한다

어린이 허약 체질, 생식으로 개선한다

요즘 아파트에 사는 아이들은 일주일이 멀다 하고 엄마 손에 끌려 병원에 간다. 옛날 아이들은 감기에 걸리면 기침을 하고 콧물이나 흘렸는데 비해, 요즘 아이들은 자체 면역력을 잃어서 바깥 날씨가 조금만 변해도 감기에 걸려서 툭하면 비염, 천식, 폐렴 등으로 고생하기 일쑤다. 그렇지만 병원에 가서 약을 복용한다 해도 증상이 완화될 뿐 실제 치료와는 거리가 멀다.

특히 항생제가 들어 있는 약의 경우, 치료 효과는 즉시 나타날지 몰라도 장기적으로 보면 면역 기능을 약화시키고 질병에 대한 저항력을 떨어뜨린다. 항생제를 이용한 치료가 습관적으로 계속되면 어지간해서는 낫지 않는 만성 질병으로 발전할 뿐이다. 항생제뿐만 아니라 스트레스로 인한 정신적 불안, 농약과 가공 식품에 많이 들어 있는 환경호르몬도 인체의 면역 기능을 저하시킨다.

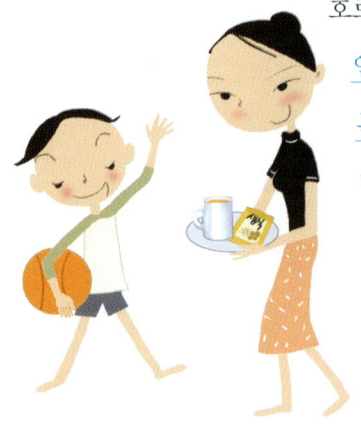

인체 면역 기능이란 인간이 건강하게 살아가는 데 반드시 필요한 정상적인 생리 활동을 말하는데, 이 면역 기능이 무너졌다는 것은 내부 장기 기능의 불균형이 심화되었다는 말이다. 생식은 장기 기능의 불균형 상태를 균형 상태로 변화시켜주면서 면역 기능을 대폭 강화시킨다.

특히 한창 성장기의 어린이들에게는 영양소를 골고루 공급해야 하는데, 생식은 각종 영양소를 공급하여 신체의 조화와 균형을 맞추어주는 이상적인 식사법이다. 미국의 유명한 생화학자 로저 윌리엄스 박사가 제창한 '생명의 사슬론'에 따르면, 사람은 16종류 이상의 비타민, 22가지 이상의 미네랄, 8가지의 필수 아미노산, 3가지 이상의 필수 지방산 등 49종류 이상의 영양소가 서로 사슬을 이루고 있는데 이 중 어느 한 가지만 부족해도 사슬이 끊어지고 그것은 질병 현상으로 나타나고 그 부족 현상이 심하면 생명을 잃게 된다고 한다.

생식은 천연 식품을 껍질부터 씨앗까지, 잎사귀부터 뿌리까지 전체로 먹는 것Whole Food이므로 생식을 통해 인체에 필요한 모든 성분을 골고루 섭취할 수 있다. 따라서 신체의 조화와 균형을 맞추어주고, 신체 내의 자생력을 북돋워주며 건강한 체질로 만들어준다.

48 수험생 건강, 생식으로 관리한다

가장 고도의 두뇌 활동을 요구받는 사람들이 바로 우리나라의 수험생들이다. 이들은 힘든 하루 일과에도 불구하고 늘 높은 집중력과 맑은 정신을 요하는데, 수험생들의 식사 패턴을 듣고 있으면 안쓰럽기도 하고 답답하기도 하다.

아침 일찍 일어나 빨리 등교해야 하는 수험생들은 아침을 거르기가 일쑤다. 그래서 이를 다룬 TV 프로그램까지 생길 정도였다. 그러나

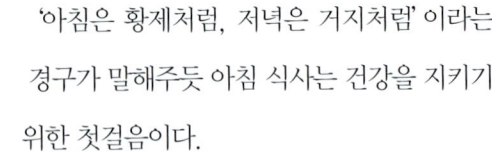

'아침은 황제처럼, 저녁은 거지처럼' 이라는 경구가 말해주듯 아침 식사는 건강을 지키기 위한 첫걸음이다.

아침 식사를 하지 않는 것은 건강에도 해로운 습관일 뿐 아니라 학습 능력도 해친다. 전날 저녁부터 아침까지는 12시간 정도의 공백이 있는데 여기에 아침 식사까지 거르면 뇌로 가는 혈당이 부족해지면서 뇌 기능이 떨어지기 때문이다. 이때 영양소가 살아 있는 생식가루로 아침 식사를 대체하면 학습 능률을 올릴 수 있는 것은 물론 건강까지 얻을 수 있다. 또한 지속적인 생식은 체내에 노폐물을 쌓이지 않게 할 뿐만 아니라 과거에 축적되었던 노폐물도 배설시켜준다. 따라서 장이 깨끗해지면서 머리가 맑아진다. 특히 비타민 B군은 두뇌 활동에 있어서 가장 중요한 역할을 하는 영양소로 비타민 B군을 적게 섭취하면 성질이 급해지고 기억력도 떨어지며 머리가 둔해진다. 생식에는 자연 그대로의 비타민 B군이 풍부하기 때문에 생식을 하면 집중력이 향상되며 두뇌 활동이 좋아지는 것이다.

피로가 쌓이기 쉬운 이들의 건강 관리를 위해서는 최대한 오장육부를 편안하게 하고 쉬게 해줄 수 있는 식사를 해야만 한다. 생식은 화식의

1/5만 먹어도 되기 때문에 오장육부가 1/5만 일을 하면 되는 것이다. 또 생식을 하면 잠이 없어진다. 짧은 시간에 숙면을 할 수 있으므로 시간을 많이 이용할 수도 있다.

49 임산부 건강, 생식으로 관리한다

임신 기간 중에는 태아의 발육에 비례하여 더욱 더 많은 영양이 필요하므로 질적·양적으로 균형 잡힌 식사를 해야 한다. 특히 태아의 성장 발육에 요구되는 단백질, 칼슘, 철분, 비타민 등이 풍부한 음식물을 섭취해야 한다.

또한 태아에게 맑고 깨끗한 피를 공급해주기 위해서는 피를 맑게 해주는 식품을 먹어야 한다. 임신 중에 먹는 음식으로 태아가 만들어진다는 생각을 잊어서는 안된다. 녹황색 야채에 들어 있는 엽록소는 특히 피를 맑게 한다. 따라서 케일이나 미나리, 양배추, 상추, 쑥갓, 시금치, 명일엽 등과 같은 녹황색 야채를 많이 섭취하는 것이 좋다. 이러한 식품에는 엽록소뿐 아니라 천연 비타민과 미네랄이 듬뿍 들어 있다. 이런 식품들을 생식하게 되면 장내에서 각종 독소 물질이 생기지 않아 피가 더러워지는 것을 방지할 수 있으며, 이는 곧 혈액의 흐름을 원활하게 하여 혈액을 통해 신선한 산소와 영양을 신체의 각 세포에 보내어 각 장기의 기능을 충실히 발휘하게 한다.

임산부가 생식을 먹어도 되냐는 의문을 가지는 사람들이 있는데 임

<u>산부들도 반드시 하루 한끼 대용식이나 보조식으로 미량 원소의 공급을 충실히 해주어야 한다.</u> 임신 중에 먹고 싶은 것 안 먹으면 아이가 짝눈 된다고 먹고 싶은 대로 육식을 많이 하면 과체중 임신중독증을 일으키는 경우가 많다. 또 출산 후에도 수유를 하지 않고 고영양식을 해서 산모들에게 다이어트가 큰 관심사가 되고 있다. 이 경우에도 생식은 이상적인 식사법이 되는 것이다.

50 노년기 건강, 생식으로 관리한다

우리의 몸을 이루는 세포는 계속되는 소멸과 재생의 과정을 반복하면서 생명을 유지하고 있다. 이 세포 재생 과정이 원활하지 못할 때 세포는 노화하게 되는데 이러한 세포를 구성하는 원료는 다름 아닌 우리가 매일 먹는 식품이다. 좋은 식품은 건강한 세포를 만들어주고 세포 하나 하나가 건강해지면 인체가 건강하고 젊어지게 된다.

<u>생식을 하게 되면 신체의 내적인 저항력이 커져 노화에 따르는 각종 질병의 고통을 최대한 막을 수 있다.</u> 약이나 수술이 병에 대항해서 싸우는 것이라면 생식은 신체의 저항력을 길러줌으로써 내적인 저항력을 강화시킨다는 한 차원 높은 치유 방법이기 때문이다.

≪자연 치유(Spontaneous Healing)≫의 저자 앤드류 와일 박사는 하

버드 의대 출신의 의학 박사이지만 "신체는 스스로 치유할 수 있는 치유 체계를 가지고 있으며 비록 치료가 성공적으로 이루어졌다고 해도 그 결과는 우리 몸 안에 이미 있었던 치유 체계의 활동에 의한 것이다"라는 말을 했다. 생식을 하면 몸이 좋아지고 질병이 낫는 것은 우리 몸 안에 치유 체계가 존재한다는 사실을 보여 주는 것이다. 생식은 몸이 스스로 질병을 낫게 할 수 있다는 믿음을 갖고 이 치유 체계를 최상의 상태로 끌어올리기 위해 생활 방식, 마음가짐, 의식주의 전반적인 모든 것을 전면적으로 바꾸는 매우 적극적인 치료법이다.

또한 생식을 하면 체내의 독소가 배설되고 세포를 갱신하기 때문에 안색이 맑아지고 살색이 생생하게 보이는데 생식을 하는 사람이 피부가 유난히 좋고 젊어 보이는 것은 이런 이유 때문이다. 노년기에는 활동량이 적어지므로 생식 한끼만으로도 영양은 충분하다.

51 피부 건강, 생식으로 관리한다

피부는 우리 몸의 상태를 그대로 알 수 있는 안테나와 같아서, 피부의 변화는 몸 속의 건강 상태를 충실하고 민감하게 반영한다. 늘 기미나 주근깨 같은 잡티가 끼고 피부가 거칠어져서 거무칙칙해 보여 걱정인 사람들이 많다. 그래서 비싼 고급 화장품을 써보고 마사지를 받아 보지만, 그리 쉽게 개선되지 않는다. 그 이유는 몸에 특별히 큰 질병은 없지만, 몸 안에 피부를 거칠게 하고 피부 저항력을 약하게 하여 피부 상태를 나쁘게 하는 독소가 있기 때문이다. 이러한 근본 문제를 해결하지 않고, 단지 얼굴에만 갖가지 정성과 돈을 들이면 좋아질 리가 없다. '피부가 아름다우려면 속병부터 고쳐라'는 조언도 바로 이런 사실에서 나온 것이다.

피부 미인이 되려면 피부 건강에 필요한 요소인 좋은 영양, 적당한 수면과 운동, 정신 건강을 골고루 갖춰야 하는데, 그 중에서도 영양이 가장 중요하다. 각종 비타민과 미네랄이 풍부하게 들어 있는 과일이나 채소가 피부 미용에 좋으며 그 외에도 단백질, 탄수화물, 지방을 균형 있게 섭취해야 한다. 동시에 여성의 생리적 이유로 부족하기 쉬운 칼슘과 철분도 보충해줘야 하는데, 이는 생식을 통해 섭취하는 것이 가장 효과적이다. 이렇게 영양분을 생식으로 섭취하면 장을 깨끗이 해서 독소를 배출해줌으로써, 몸 속의 독소가 피부로 올라오지 않아 피부가 깨끗해질 수밖에 없을 것이다.

유익균이 하는 일

사람을 비롯한 젖먹이 짐승의 장에는 자기 체세포의 약 2배에 가까운 세균이 살고 있다. 이 세균들은 크게 유해균과 유익균으로 나뉘는데, 둘 모두 각자의 자기 역할을 잘 담당하고 있어야 몸이 건강하다. 그런데 두 균 간의 균형이 깨지거나 균들의 먹이가 부족하게 되면 장내에는 변비를 비롯한 문제가 발생한다. 항생제 같은 약물을 남용하면 장내의 유해균 뿐만 아니라 유익균도 죽이기 때문에 두 균 사이에 균형이 깨지게 된다. 또한 섬유질이 부족한 식사를 하거나 수분이 부족하면 세균들이 섬유질을 분해하여 먹이로 삼기 때문에 변비가 생긴다. 장내의 유익균이 하는 작용은 다음과 같다.

1 칼슘이 풍부한 유제품을 소화하기 쉽도록 우유의 소화 효소인 락타제를 만든다.

2 질병을 일으키는 세균을 죽이거나 활동을 둔화시키는 항균 물질을 만든다. 유익균은 나쁜 균들의 영양분들을 빼앗기도 하고, 공격해 들어온 박테리아, 바이러스 및 효모들에 대항하는 항균 물질들을 만들기도 한다.

3 소화관의 효율을 높이기 때문에 장의 기능을 강하게 만든다.

4 콜레스테롤 수치를 낮춘다.

5 유, 소아의 소화 기능과 면역 체계를 발달시키는데 중요한 역할을 한다. 유아의 비피더스균은 모유에 많이 들어 있는데 비피더스균이 부족하면 알레르기나 장의 흡수 장애가 일어난다.

6 유독한 성분이 들어 있는 많은 오염 물질의 활동을 저하시킨다.

7 여성 호르몬인 에스트로겐의 순환을 도와 폐경기 증후군과 골다공증을 줄여 준다.

생식, 이것이 궁금하다

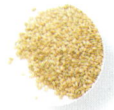
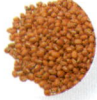
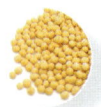

PART 6

| 52 | 생식 제품은 약인가? 식품인가?
| 53 | 좋은 생식의 조건은 무엇인가?
| 54 | 생식 제품의 원료는 무엇인가?
| 55 | 누가 생식을 먹어야 하나?
| 56 | 질병이 없는데도 생식을 먹을 필요가 있나?
| 57 | 가루 생식을 섭취할 때 주의할 점은?
| 58 | 생식의 효과, 언제 나타나나?
| 59 | 생식이 입에 맞지 않을 때는?
| 60 | 뜨거운 물에 생식을 타서 먹어도 되나?
| 61 | 생식 이외의 식사는 어떻게 먹어야 하나?
| 62 | 생식의 칼로리가 적어 체력이 떨어지지 않을까?
| 63 | 질병 치료를 목적으로 생식할 때 유의할 사항은?
| 64 | 복용 중인 약과 함께 섭취해도 되는가?
| 65 | 생식을 먹으면 안되는 사람은?
| 66 | 생식을 먹으면 피부 발진, 설사, 더부룩함, 두통, 피로감, 졸음 등이 나타나는 이유는?
| 67 | 명현 반응이 개인마다 다르게 나타나는 이유는?
| 68 | 명현 반응을 덜하게 하기 위해서는?

52 생식 제품은 약인가? 식품인가?

생식 제품은 의약품이 아니다. 그러나 생식은 신체 정상화 작용이 뛰어난 천연 식품으로 인체가 가지고 있는 자연 치유력을 극대화시켜서 우리 몸 스스로가 외부의 이물질, 세균, 바이러스, 암세포와 직접 싸워 이길 수 있는 힘을 길러준다. 따라서 생식은 치료가 불가능한 질병까지 개선시켜주는, 의약품 이상의 효과가 있는 최고의 건강 영양 식품이라고 할 수 있다.

53 좋은 생식의 조건은 무엇인가?

우선 좋은 재료로 만든 생식이어야 한다. 생식은 말 그대로 생으로 먹는 것이기 때문에 농약이나 화학 비료를 쓰지 않고 반드시 유기농 재배한 식물이어야 한다. 그리고 우리 몸에 가장 잘 맞는, 우리나라 농산물로 만들어야 한다. 그 다음 급속 동결 건조 방식으로 처리해야 한다. 야채나 곡식을 생식하는 최고의 방법은 채취 당시의 상태로 먹는 것이다. 하지만 현대인들에게 이는 거의 불가능에 가깝다. 그래서 그 대안으로 나온 것이 바로 싱싱한 야채와 곡식을 −40℃ 이하의 온도에서 동결하고 진공 상태에서 수분을 제거한 뒤 분말로 만들어 낸 생식 제품이다. 이러한 방식으로 만들어진 생식은 가공비용이 비싼 만

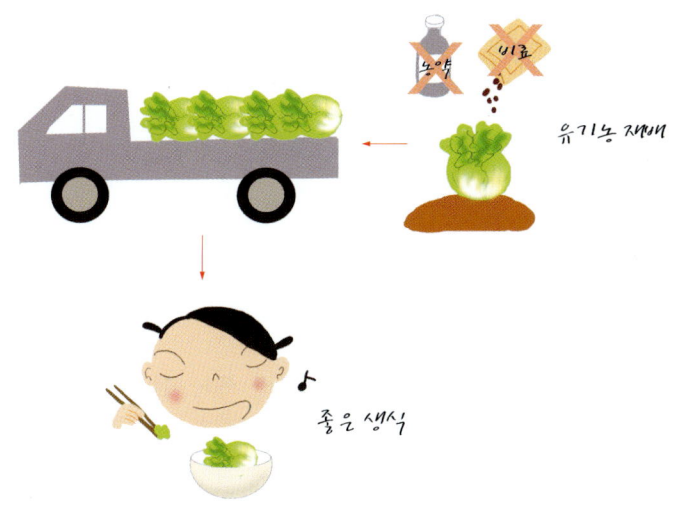

큼, 비타민, 미네랄, 효소, 엽록소 같은 영양소의 파괴가 거의 없이 자연 그대로 보존되는 뛰어난 가공 기술로 최대한 채취 상태 그대로의 영양분을 섭취할 수 있게 해준다.

 생식 제품의 원료는 무엇인가?

생식은 유기 농법으로 재배한 원료들을 중심으로 하며 곡류, 채소류, 해조류, 버섯류 등 30가지 이상의 식품 원료로 구성된다.

곡류로는 현미, 알파 현미, 백미, 미강 효소, 보리, 밀, 검은깨, 검은콩, 들깨, 차조, 수수, 콩, 붉은팥, 참깨, 율무, 찹쌀 등이 들어가며, 야채류로는 명일엽, 감자, 고구마, 연근, 우엉, 돌나물, 돌미나리, 양배추, 케일, 당근, 호박, 도라지, 쑥, 무 등이 쓰인다. 해조류도 이상적인 생식 재료로 김, 미역, 다시마, 파래 등이 들어가며, 표고버섯, 영지버섯, 운지버섯 등의 버섯류와 유자, 모과, 사과, 매실 등의 과실류, 그리고 효모, 솔잎, 스피루리나 등도 좋은 생식 원료이다.

55 누가 생식을 먹어야 하나?

생식은 엽록소, 효소, 미네랄, 비타민, 씨눈, 섬유질 등이 그대로 살아있어 그 자체가 최고의 영양식으로 어린이부터 노인에 이르기까지 누구에게나 좋은 천연 건강식이다. 특히 다음과 같은 사람들은 생식을 하면 놀라운 효과를 몸으로 느낄 수 있을 것이다. 항상 머리가 맑지 못하고 피로와 두통이 있는 직장인 | 집중력과 맑은 정신을 요하는 수험생 | 각종 인스턴트, 가공 식품의 범람으로 인해 영양의 불균형이 우려되는 어린이 | 체내 면역력과 저항력이 떨어져 쉽게 피곤하거나 병에 걸리는 허약 체질 | 고혈압, 당뇨, 비만, 알레르기, 간 질환 등 각종 식원병으로 고생하는 환자들 | 깨끗한 피부와 날씬한 몸매를 원하는 여성들 | 아침 식사를 자주 거르는 사람.

56 질병이 없는데도 생식을 먹을 필요가 있나?

물론 건강하고 활기찬 생활을 원한다면 생식은 반드시 필요하다. 생식을 하는 사람의 경우, 질병 발생률도 화식을 하는 사람들에 비해 1/10에 불과하고 훨씬 머리가 맑고 안정된다. 실제로 세계적인 장수

촌을 보면 곡채식을 하는 사람들의 수가 압도적이다. 또한 생식은 청소년들에게도 성장식으로 훌륭한 역할을 한다.

57 가루 생식을 섭취할 때 주의할 점은?

생식은 수분이 거의 없는 동결 건조 식품이므로 충분히 물을 섭취하는 것이 필요하다. 물을 적게 마시면 변비에 걸릴 수 있으므로 물에 탄 생식 이외에도 하루에 6~8컵의 물을 마시도록 한다. 특히 물을 충분히 섭취하면 노폐물과 독소 물질도 효과적으로 배설된다. <u>생식은 인공 첨가제나 방부제가 전혀 들어있지 않으므로 개봉 후 바로 먹어야 한다.</u> 평소에 소화가 어렵거나 설사를 하는 사람들은 소량에서 시작하여 소화가 되는 범위 내에서 천천히 늘린다. 생식은 원래 찬물이나 찬 음료에 타 마시는 것이지만 소화가 어렵다면 미지근한 물에 타서 먹고 미지근한 물을 수시로 마신다. 생식 이외의 식생활도 잡곡밥, 채식 위주로 바꾸면 훨씬 더 큰 효과를 볼 수 있다.

58 생식의 효과, 언제 나타나나?

일반적으로 인체를 구성하는 수많은 세포가 각각 생성되어서 노화,

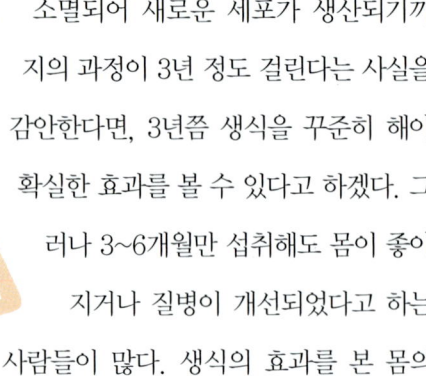

소멸되어 새로운 세포가 생산되기까지의 과정이 3년 정도 걸린다는 사실을 감안한다면, 3년쯤 생식을 꾸준히 해야 확실한 효과를 볼 수 있다고 하겠다. 그러나 3~6개월만 섭취해도 몸이 좋아지거나 질병이 개선되었다고 하는 사람들이 많다. 생식의 효과를 본 몸의 상태를 그대로 유지하려면, 생식을 중단해서는 안된다. 바꿔 말하면 평생 꾸준하고 성실하게 생식을 하는 것이 가장 좋다는 것인데, 늘 하는 것이 힘들면 하루에 한 끼, 또는 격일, 주말 생식이라도 하는 습관을 들이면 좋다.

59 생식이 입에 맞지 않을 때는?

생식이 맛이 없는 이유는 일체의 첨가물이 들어있지 않기 때문이다. 일반적으로 유통되고 있는 식품에는 식품의 외관이나 향미, 조직 또는 저장성을 향상시키기 위해 수많은 식품 첨가물들이 사용되고 있다. 그러나 이러한 식품 첨가물은 인체에 백해 무익할 뿐 아니라 미각 신경을 둔화시켜 맛에 대한 참다운 판단을 흐리게 한다. 따라서 어렸을 때부터 가공 식품에 길들여져 화학 조미료를 비롯한 갖가지 식품 첨가물의 맛에 익숙한 사람일수록 생식의 맛에 거부감을 가지기 쉽다. 이런 사람들은 가루로 만든 생식의 경우 두유나 주스, 요구르트, 엷은 꿀물, 산야초 시럽 등에 타서 먹거나 김치 한두쪽, 된장국이나 채소로 만든 국 종류를 곁들여 먹으면 그다지 어렵지 않게 먹을 수 있다.

60 뜨거운 물에 생식을 타서 먹어도 되나?

생식은 살아 있는 영양소를 그대로 유지하는 것 때문에 좋은 것이다. 따라서 이들 <u>영양소를 파괴하지 않고 그대로 섭취하기 위해서는 생수나 물에 타서 먹어야 한다.</u> 소음인의 경우나 소화가 되지 않는 사람들은 미지근한 물에 타 먹고 수시로 미지근한 물을 마시도록 한다.

61 생식 이외의 식사는 어떻게 먹어야 하나?

자연 요법으로 질병을 고치려는 사람은 자신이 지금까지 간직해왔던 음식에 대한 고정 관념을 버려야 한다. 예전에 72세 된 파킨슨병 환자를 상담한 적이 있는데 육식을 금하는 것이 최우선이라고 충고했더니 고기를 먹지 않고 어떻게 기운을 차리겠냐며 고개를 가로 저었다. 당장 중병에 걸려 있는 환자가 이 정도라면 아직까지 건강을 자신하는 사람은 어떨까 하는 생각에 마음이 무거웠던 경험이 있다. 모든 음식 중에서 가장 피를 더럽게 하는 음식이 육식이라는 사실을 명심했으면 한다.

단시일에 육식을 금할 수 없다면 육식은 최대한 자제하면서 곡식과 채소를 함께 비율에 맞게 섭취하는 것이 필요하다. <u>주식은 현미 잡곡밥으로 하고 부식은 야채를 충분히 식탁에 올리면 된다.</u> 정백 식품(흰쌀, 흰밀가루, 흰설탕, 흰소금)과 화학 조미료는 아예 부엌에서 치워버려야 한다. 현미 잡곡밥이 좋다고 해서 항상 흰쌀밥만 먹다가 갑자기 현미 잡곡밥으로 바꾸면 입맛에 익숙하지 않은 사람은 적응하기가 쉽지 않다. 예를 들어 쌀 3컵으로 밥을 짓는다면 처음에는 반 컵 정도의 분량만 현미 잡곡으로 대체하고 일주일 간격으로 반 컵씩 늘려가는 방법으로 점차 완전한 현미 잡곡밥으로 바꾸는 것이 좋다. '일주일'이나 '반 컵' 같은 수치는 본인이나 식구들의 입맛과 적응 정도에 따라서 지혜롭게 가감하면 된다.

62 생식의 칼로리가 적어 체력이 떨어지지 않을까?

생식을 하면 초기에는 숙변의 배출과 체질 개선이 이루어지는 과정에서 아무리 마른 사람이라도 한두 달이 지나면 2~3kg 정도의 체중이 준다. 체중이 많이 나가는 사람의 경우에는 5kg 이상 빠지는 사람도 있다. 그러나 계속 생식을 하면 4~6개월이 지나면서 서서히 체중이 늘어 표준 체중이 된다. 만약 생식을 시작한 지 3개월이 지나도 계속해서 체중이 줄면 생식의 양을 조금 늘리면 된다. 체중이 줄면 체력이 떨어지게 되지 않을까 우려하는 분들도 있지만 <u>생식은 화식에 비해 인체 내에서의 에너지 효율이 높기 때문에 한끼에 150~170kcal의 적은 열량으로도 충분히 일상 생활을 하는 데 지장이 없으며,</u> 오히려 몸 안에 유해한 독소들을 배출시켜주는 효과가 있기 때문에 몸이 가볍고 활력이 넘친다. 만성병 환자의 경우는 반드시 생식만 하는 것이 좋고, 육체 노동을 하는 경우에는 생식의 양을 늘리든지 일반 식사와 병행을 하는데 자연식으로 하는 것이 좋다.

63 질병 치료를 목적으로 생식할 때 유의할 사항은?

우선 현미와 각종 잡곡류(찹쌀, 수수, 차조, 콩 등), 무공해 유기 농법으로 재배한 각종 생채소를 먹되, 가능한 익히지 않고 자연 그대로 먹는다. 모든 음식은 되도록 많이 씹어야 하고 좋은 물을 하루에 1~2l정도 조금씩, 자주 마셔야 한다. 생식을 하지 않고 일반식으로 먹게 될 경우에도 조미와 가공을 최소화하려는 노력이 필요하다. 질병을 치료할 때 피해야 할 식품에는 다음과 같다.

1 육류 및 가공품(우유, 계란, 치즈 등), 튀김류 등 기름기가 많은 식품
2 3대 정백 식품(흰쌀, 흰설탕, 흰밀가루)
3 인스턴트 식품, 가공 식품, 조미료나 맛소금, 향신료가 들어간 음식
4 술, 담배, 커피 등의 기호 식품, 청량 음료
5 소금에 절인 생선, 냉동 생선 등

이러한 식품에 유의하면서 체력에 맞는 적당한 운동을 규칙적으로 하고 충분한 수면과 휴식을 취해야 한다. 다음은 만성 질병을 퇴치하는 자연 식단의 한 예이다.

· 밥—현미 잡곡밥(현미, 현미 찹쌀, 통보리, 흰콩, 약콩, 기장, 팥, 수수, 율무, 차조, 통밀)

· 국—미역국, 된장국, 감자국, 콩나물국, 무국, 시금치국, 시래기국, 김칫국 등 야채와 해조류로 만든 국

· 찌개—된장찌개, 청국장, 두부찌개, 김치찌개, 버섯찌개 등 전통 장류와 채소, 버섯 등으로 만든 찌개

· 김치—맵거나 짜지 않게 담근 김치

· 숙채—콩나물, 파래, 시금치, 미역, 김

· 생채—고구마, 당근, 양배추, 피망, 오이, 상추, 쑥갓, 깻잎, 양파, 치커리, 양상추, 고추, 배추, 미나리, 돌나물, 버섯류, 도라지, 더덕

· 조림—우엉, 연근, 감자, 두부, 콩

· 마른반찬—김, 다시마, 파래

복용 중인 약과 함께 섭취해도 되는가?

약과 생식을 함께 먹어도 아무 이상 없다. 생식 때문에 의사나 약사의 판단이나 지시에 따르지 않고 무조건 섭취 중인 약물을 중단해서는 안된다. 생식은 병의 완치 속도를 빠르게 하고 약물의 부작용을 줄여 주므로 함께 섭취하는 것이 효과적이다.

 생식을 먹으면 안되는 사람은?

생식은 어린이, 임신·수유부, 노인 등 남녀노소를 막론하고 누구나 다 섭취해도 전혀 문제가 없는 천연 식품이므로 안심하고 먹어도 된다. 특히 이유식을 먹는 아기들, 성장기 어린이와 청소년, 임신부와 수유부 등 균형 있는 영양이 요구되는 사람들에게 더욱 필요하다.

생식을 먹으면 피부 발진, 설사, 더부룩함, 두통, 피로감, 졸음 등이 나타나는 이유는?

생식을 먹게 되면 체질 개선과 더불어 자연 치유력이 회복되기 시작하면서 체내에 있던 독소 물질을 일시에 대량으로 배출하게 된다. 이 과정에서 발진, 구토 증세가 일시적으로 나타나는데 이러한 신체 변화 현상을 명현瞑眩 반응이라고 한다. 이 말은 원래 한의학에서 쓰이는 용어로 병이 있는 사람이나 체질이 약한 사람이 한약이나 건강 보조 식품을 복용했을 때 일시적으로 통증痛症, 발열發熱, 발한發汗, 발진發疹, 설사 같은 증상이 나타나는 것을 말한다. 한의학에서는 "명현 반응이 없으면 병이 낫지 않는다"라고 하며 질병 개선의 주요한 임상 자료로 이용한다. 이러한 반응들은 시간이 지나면 저절로 사라진다. 오히려 이렇게 일시적으로 몸의 변조를 겪게 되면 더욱 빠르게 병이 회복될 수 있다.

명현 반응이 나타나도 계속해서 생식을 먹으면서 충분히 휴식을 취하고 물을 많이 마시면 보통은 <u>3일에서 일주일 정도면 이 증세가 사라진다.</u> 다소 심한 경우, 보름에서 한 달까지 지속되는 경우도 있는데, 이때도 인내심을 갖고 꾸준히 섭취하면 체내의 독소 물질이 잘 빠져나갈 수 있다.

명지대학교 부설 생명공학연구소 소장을 역임한 이양희 교수가 주창하는 호전 반응도 이와 비슷하다. 이 교수는 잘못된 식사를 오래 해서 몸에 이상이 있는 사람이 GDWF(Grain-Dominent Whole Food), 즉 낱알 위주의 통곡식 식사법으로 바꾸면 밥맛을 잃거나 피로감이 생

명현반응
피로감,
두통, 졸음

기는 증상을 비롯해서 통증, 발열, 과잉 발한, 악취, 설사, 성욕 감퇴, 월경 불순, 탈모, 피부 이상 등의 병적 증상이 나타날 수 있는데 이런 반응은 건강이 회복되기 위한 일시적 증상으로 일정한 시간이 지나면 정상적인 상태로 돌아온다고 했다. 결국 명현 반응은 질병이 치유되는 과정의 일부분이므로 걱정하지 않아도 된다.

67 명현 반응이 개인마다 다르게 나타나는 이유는?

생식을 하면서 나타날 수 있는 명현 반응은 병의 증상, 투병 기간, 개인의 체질 등에 따라 다르다. 또한 명현 반응의 정도도 개개인에 따라 다르게 나타난다. 각 병의 증상에 따라 나타날 수 있는 가장 일반적인 명현 반응에 대해서 소개하면 다음과 같다.

- 산성 체질―졸림, 목과 혀의 건조증, 소변과 방귀가 잦다
- 고혈압―머리가 무겁고 어지러운 증세가 1-2주간 지속됨, 무기력증
- 위 기능 쇠약―가슴 부위가 답답함, 미열, 음식을 잘 먹을 수 없음
- 위하수―속이 답답하고 토하고 싶은 느낌
- 장 질환―설사
- 간 기능 쇠약―토하고 싶은 느낌, 가려움, 발진
- 간경변―대변에 피나 핏덩어리가 섞여 나오는 경우가 있다
- 신장병―얼굴이 붓는다, 다리 부분에 경미한 부종 현상
- 당뇨병―배설되는 당분의 농도가 일시적으로 증가, 손발 부종, 무기력증

- 여드름─초기에는 여드름이 더 많아질 수 있다
- 치질─대변에 피가 섞여 나올 수 있다
- 만성 기관지염─입안이 마른다, 구토, 어지럼증, 가래를 쉽게 뱉을 수 없다
- 폐 기능 쇠약─가래의 양이 는다, 가래가 노란색을 띤다
- 축농증─콧물의 양이 많아지고 색이 진해진다
- 피부 과민─초기에 가려움증이 있다
- 신경 과민─불면증, 쉽게 흥분되는 경우가 종종 있다
- 신경통─환부가 더 아플 수 있다
- 통풍─무력감, 통증

68 명현 반응을 덜하게 하기 위해서는?

발진과 가려움증이 나타날 때 생식을 시작한 뒤 오톨도톨한 두드러기 같은 것들이 생기고 가려운 증상이 계속되었다면, 그것은 피부를 통해 독소를 제거하려는 과정이라고 생각하면 된다. 발진과 가려움은 간장의 해독 작용과 피부의 배설 작용이 원활하지 않을 때 발생하는데 주로 오랜 기간 약을 복용했거나 피부 질환, 간 질환을 갖고 있는 사람들에게서 많이 나타난다. 일단 독소가 빠져

나간 다음에는 증상이 씻은 듯이 없어지기 때문에 섣불리 판단하여 생식을 중단하거나 증상을 숨겨버리는 약을 먹는 일은 좋지 않다. 발진이나 가려움증을 조금 덜하게 하기 위해서는 해독 요법인 커피 관장과 소금, 물욕, 쑥탕을 하도록 한다. 가려움증이 심할 때는 죽염과 꿀을 동량으로 개어서 그 부위를 마사지해주면 좋은데 피부에 염증이나 상처만 없다면 매우 효과적인 방법이다.

얼굴이나 다리가 부을 때 심장이나 신장이 약한 사람은 얼굴이나 다리가 부을 수 있다. 신장이 약한 사람은 얼굴, 특히 눈 주위가 자주 붓고, 심장이 약한 사람들은 다리나 발 등이 붓는다. 이뇨제를 자주 복용해서 정상적인 신장 기능이 약해져버린 사람들도 부종을 자주 경험하게 될 것이다. 부종 현상이 일어나면 된장 찜질이나 커피 관장을 하면 좋고, 옥수수 수염 달인 물, 오이 생즙, 호박즙, 저령과 복령을 달인 물 등을 수시로 마시면 효과가 있다.

졸리거나 무기력할 때 당뇨병 환자나 통풍, 생리통 환자들이 생식을 하면서 많이 겪게 되는 명현 반응이다. 또한 혈액 상태가 나빠서 산성 체질이 심했던 사람들은 생식을 하면서 처음에는 피로감이 완전히 사라져서 몸이 가뿐하다가 한두 달 뒤에는 오히려 졸리거나 무기력증이 생긴다는 경우가 있다. 이것은 조직 속의 나쁜 지방이나 오래된

졸리거나
무기력

세포가 교체되는 중에 생기는 명현 반응으로 그동안 체내에 쌓인 독이 많을수록 증상이 오래 간다. 이때는 금기 식품을 철저히 지키는 것이 가장 좋은 해독 방법이다. 그리고 과로하지 말고 휴식을 충분히 취하여 신체의 해독 과정에 부담을 주지 않아야 하는데 땀이 조금 날 정도의 적당한 운동은 많은 도움이 된다.

설사나 변비가 나타날 때 장이 좋지 않았던 사람들의 경우 생식을 하면 변이 더욱 묽게 나와서 시원하지 않다거나 오히려 변이 나오지 않는다는 사람들이 있다. 심하면 설사와 더불어 복통이 오는 사람도 있다. <u>설사는 생식을 하게 되면서 몸 속의 이물질이 빨리 배설되면서 일어나는 현상이고, 변비는 몸 속에 수분이 부족하거나 생식이 소화가 되지 않아서 일어나는 현상이다.</u>

설사, 변비가
있는 사람

이럴 때는 생식의 양을 조금씩 줄이고 그 양도 횟수를 여러 번으로 나누어 복용하는 것이 좋다. 원래 변비가 있던 사람들은 변이 처음에는 나오지 않아도 시간이 지나면 정상적이 된다. 변이 묽게 나오면 따뜻한 물을 먹는 것이 좋고 냉한 사람은 홍삼 엑기스를 먹는 것도 좋다. 변비가 생겼다면 배꼽 주위를 시계 방향으로 쓸어주고 줄넘기 같은 운동을 한다. 정상 식사도 섬유질이 풍부한 현미와 채소 위주의 식사를 하고, 생수를 충분히 마신다. 위장이 냉한 사람은 효모를 먼저 먹어서 상태를 좋게 만드는 것이 필요하다.

생식 체험 수기

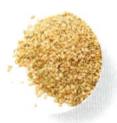
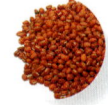
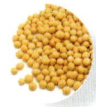

P A R T

7

⑥⑨ 간염 / 어머니의 눈물이 밝은 미소로

⑦⓪ 간암 / 간암 세포가 80% 정도 사라져

⑦① 관절염 / 생식을 권하는 버릇이 생겼어요

⑦② 다이어트 / 나의 다이어트 체험기

⑦③ 고혈압 / 고혈압이 정상으로 돌아왔다

⑦④ 당뇨병·고혈압 / 고혈압과 당뇨로부터의 자유

⑦⑤ 당뇨병 / 당뇨가 생식으로 좋아졌네요

⑦⑥ 당뇨병 / 힘든 식이 요법에서의 해방

⑦⑦ 당뇨병 / 아! 혈당이 내려갔구나!

69 간염 / 어머니의 눈물이 밝은 미소로
한희성 (서울시 강동구 하일동 거주)

군대에서 얻은 간염 때문에 제대와 동시에 병원을 찾게 되었다. 입원 치료를 받은 후, 간염이 어느 정도 치료가 되어 직장 생활을 할 수 있었다. 1992년 봄 어느 날 몹시 낙심하고 마음이 상하는 어떤 일을 당했는데, 얼마 후에 입에 백태가 끼고 얼굴이 검어지며 몹시 피곤하여 다시 병원에 갔더니 간염이 악화되어 있었다. 꼭 고쳐야겠다는 일념으로 직장도 그만두고 안정을 취하면서 치료를 받기 시작했다. 그때 관절염으로 무릎에 물이 차고 아파 걸음도 잘 못 걸으시던 어머님께서 먼저 생식과 효모를 잡수신 후 조금씩 몸이 가벼워지고 통증과 함께 매월 무릎에서 뽑아내던 물도 생기지 않고 좋아진다고 자랑하며 나에게도 건강 상담을 해볼 것을 권하셨다.

그 해 5월경 상담 후 생식 요법을 하기 시작하면서 명현 반응으로 몸에 발진이 돋기 시작했다. 그래서 생식 요법을 그만두고 6개월 정도 정말 열심히 병원에 다니면서 치료를 받았지만 효과를 보지 못하고 몸은 점점 더 쇠약해지기만 했다. 복수도 전보다 더 많이 차고 다부지던 몸매는 점점 수척해지고 발과 다리에 부종이 나타나기까지 한 것이다. 간염 치료가 되기는커녕 간경화 초기 증세가 나타났다. 나를 지켜보시던 어머니는 울먹이면서 다시 한 번 생식 요법을 해보자고 애원을 하셨다.

나는 생식 요법으로 간경화가 치료된 사람들이 있다는 어머니의 말
씀에 이제는 그 방법밖에 없는 것 같아 92년 11월부터 식사를 대신하
여 하루에 5~6회 수시로 생식을 열심히 먹기 시작했다. 복용한 지 한
달 정도 지나서 복수가 점점 빠지고 G.O.T, G.P.T 수치도 떨어지기
시작해서 매주 검사 때마다 신기하게도 30~50정도씩 수치가 떨어지
는 것을 확인할 수 있었다. 얼마동안 먹은 후 온몸에 발진이 돋고 가
려운 것이 견디기 힘들 정도였으나 명현 반응으로 곧 사라질 것이라
는 말에 꾹 참고 견디었더니 정말 언제 그랬더냐 싶게 말끔히 사라지
고, 검은 빛을 띠는 얼굴에 화색이 돌고 온몸에 기운이 생기기 시작했
다. 6개월 정도 지나자 G.O.P, G.P.T 수치가 정상이 되어 전에 다니
던 직장도 다시 다닐 수 있게 되었고 눈물로 지새우셨던 어머니도 밝
은 미소를 가지시게 되어 옛 모습을 되찾으셨다.

간암/간암 세포가 80% 정도 사라져
강춘구(경기도 안양시 평촌동 거주)

1992년 6월 10일, 서울대학병원에서 CT촬영을 통해 간의 우엽 중심
쪽으로 8cm 정도의 암이 발견되어 간암이라는 사형 선고를 받았다.
평소에는 그저 나른하고 피곤하며 무릎 밑으로 다리가 붓는 정도였
고 가슴에 거미줄 모양의 핏줄이 생기기는 했지만 암이라는 생각은
하지도 못했다. CT촬영을 하고 나서 아내가 "간암은 아니겠지요?"라
고 물었을 때에야 암일 수도 있다는 생각이 뇌리를 스쳐 지나가며 당

황하게 되었다. 내가 죽고 사는 것은 하나님의 뜻이라는 생각에 별로 두렵지는 않았다. 병원에서는 우선적으로 혈관에 항암제를 투여하여 암의 번식을 억제할 수 있도록 혈관조형술을 하자고 제의했다. 교사이므로 학교일을 급히 정리하고 한달 후에 혈관조형술을 받았는데 항암 화학 요법은 너무 힘들었고, 속이 메스꺼워 아무것도 먹을 수가 없었다.

학교를 휴직하고 집에서 치료를 받던 중 어머님이 다니시는 교회 장로님께서 생식을 하면 나을 거라는 말씀과 함께 생식을 소개해 주셨다. 처음에는 열심히 먹지 않았다. 녹즙도 먹고, 잡곡밥에 다른 야채들도 많이 먹는다는 생각에 생식, 케일, 효모를 한 스푼씩만 먹었다. 그러다가 유기 농법으로 재배한 원료를 천연 그대로의 생명력을 유지하며 모든 영양을 균형 있게 공급받을 수 있다는 생식 요법의 개념을 알게 되면서부터 생식이 치료의 길임을 확신하게 되었다. 그래서 10월부터는 화식은 일체 금하고 실제적으로 생식만 하게 되면서 숙변이 배설되었다. 또한 변에서 어찌나 지독한 냄새가 나는지 몸 속에 있는 독이 빠지는 것을 느낄 수 있었다. 복수는 차지 않았지만 더부룩했던 배가 들어가고 장 청소가 깨끗하게 되어진 것 등을 통해 몸이 굉장히 좋아졌다. 몸 안에 있던 노폐물과 나쁜 것들이 빠지고 있다는 생각에 식구들과 한 밥상에 같이 앉아 먹지 못하는 아쉬움은 있었지만 몸이 좋아지는 게 느껴져 생식을 아주 맛있게 먹을 수 있었다. 병원에 갈 때마다 조금씩 좋아지자, 93년 8월에는 담당 의사가 이상하다는 듯이 고개를 갸웃거리며 암세포가 80% 정도 깨졌다고 말했다. 생식, 케일, 효모를 먹은 지 1년 만인 93년 10월, 병원 진단 결과 암세포가 5mm로 거의 다 소멸되었다며 수술해서 완전히 제거하자고 했지만 암세포가 이렇게까지 줄어든 것은 생식 요법을 해왔기 때문이라고 생각하고 과감히 거절했다. 지금은 건강하게 생활하고 있으며 점심시간에도 생식을 도시락 대신 먹으며 아무 불편 없이 살고 있다. 그리고 내 몸에 남아 있는 암세포가 완전히 정복될 것을 확신한다.

71 관절염/생식을 권하는 버릇이 생겼어요
김정숙(서울시 송파구 방이동 거주)

나는 식당에서 배달하는 일을 많이 했다. 워낙에 건강 체질이라 자부했지만 직업상 음식을 나르는 일을 7~8년 했더니 가끔 아래가 빠지는 것처럼 아프고, 3~4년 전부터 오른쪽 다리가 시큰거리고 아프더니 이제는 양쪽 다리가 다 아프기 시작했다. 새벽 4시 청소일을 시작으로 낮에는 식당일 등 닥치지 않고 일을 해도 힘만 들 뿐 70kg이 나가는 몸무게는 전혀 빠지지 않았다. 그리고 3개월 전부터는 밤만 되면 엄지발가락 쪽이 외상은 없는데 아프기를 반복했다. 두려운 생각에 약국에 가서 문의하니 통풍성 관절염이 시작되는 것이라고 했다. 질병의 원인이나 주의할 사항들에 대한 설명을 듣고 나니, 일단 식습관에 문제가 있었음을 발견했다. 나는 육체 노동을 주로 하기 때문에 식사를 육식 위주로 해왔다. 하루에 한번 정도 육식을 하지 않으면 허기증이 들 정도였다. 약사 선생님이 생식을 하면 살도 빠지고 발가락 통증도 낫는다고 말해서 큰 결심을 하고 실천에 옮겼다. 권유받은 체질 생식을 물에 타서 아침과 저녁에 밥 대신 먹었다. 맛은 없지만 약이다 생각하고 먹은 지 5일째가 되니 갑자기 온몸이 두드려 맞은 듯이 아팠다. 처음에는 감기에 걸린 줄 알았는데 명현 반응으로 좋아지는 현상이라고 하였다. 지금까지 그렇게 아파본 적이 없도록 몹시 아팠지만, 앓고 나니 몸이 처지고 힘이 없기는 해도 개운해지는 것 같았다.

그리고 또 보름쯤 지나니까 팔 관절 사이에 울긋불긋한 발진이 생기고 온몸이 가려워지기 시작했다. 너무 힘들어서 약국에 갔더니 약사님께서 변을 잘 보느냐고 물었다. 옛날에는 변비가 심했는데 좀 덜해지긴 해도 시원하지는 않다고 했다. 일주일 정도 커피 관장을 하고 나니 가려움증이 많이 줄었고, 울긋불긋한 발진도 없어지고 몸도 덜 쑤셨다.

요즘은 사람들이 나를 보면 날씬해졌다고 인사를 해서 기분이 아주 좋다. 처음에는 2kg 정도 빠지더니 지금은 5kg 정도 빠져 컨디션이 최고조에 달해 있다. 그리고 생식을 한 지 두 달이 되자 불규칙하고 심하던 생리통이 사라지고 생리가 순조롭게 나오더니 요즘은 생리를 규칙적으로 하게 되었다. 이제는 몸이 안 좋다고 하면 자연히 생식 좀 먹어보라는 말이 입에서 튀어나온다. 건강을 돌려 준 생식에 정말 감사한다.

72 다이어트/나의 다이어트 체험기
강미희(경기도 안양시 평촌동 거주)

결혼 전까지 약 15년 동안을 키 164cm, 몸무게 49kg 상태를 계속 유지하고 있었기 때문에 육식을 좋아하고 피자, 스파게티, 빵, 떡 등 남들이 흔히 말하는 살찌는 음식들을 즐겼다. 그런데 결혼 후 남편과 함께 밤마다 피자, 프라이드 치킨과 더불어 맥주, 와인을 마시다 보니 나도 모르는 사이에 10kg이 늘어났다. 남편은 나보다 증상이 더욱 심해서 20kg이 늘어났다. 게다가 체중이 급격히 늘었다는 것을 알았을 때는 임신까지 한 상태였다. 남들은 임신기간 중에 20kg 정도 늘어난다고 하던데 지금 상태에서 20kg이 늘면 거의 80kg! 눈앞이 아찔했다. 다행히(?) 임신기간 중 10kg이 늘어서 70kg밖에 안 되었지만 문제는 출산 후부터였다.

출근을 해야 하는데 몸에 맞는 옷이 없었고 출산 후 심해진 요통은 온갖 치료를 다 해봤지만 낫지 않았다. 그래서 운동을 해서 살을 빼야겠다고 결심하고 헬스클럽을 다니면서 저녁을 굶기로 했다. 힘들었지만 운동을 하는 동안 59kg이 되었으나 운동을 그만두자 다시 살이 쪘다. 그 후 이런 상태를 반복하면서 다시 2년이라는 시간이 흘렀다.

그 사이에 나는 갑자기 늘어난 체중 때문에 허리 통증이 더욱 심해져 근본적인 체질 개선 및 감량을 위해 생식을 하기로 결심을 했다. 체지방을 검사한 결과 체지방률이 31%로 매우 높았다. 그래서 아침과 저녁에 생식을 하기 시작했다.

처음에는 풀 냄새가 비릿해서 마시기가 힘들었지만 건강을 위해서라고 생각하고 열심히 마셨다. 먹지 말라는 음식도 있었지만 직장 생활 중에 그렇게 알뜰히 챙길 수는 없었기 때문에 생식만을 열심히 하기로 했다.

그 동안의 식생활이 갑자기 달라져서 혹시 변비가 생기지는 않을까 걱정스러웠는데 오히려 숙변까지 제거되었는지 아랫배의 더부룩한 증상도 없어졌다. 그렇게 한 달이 지나고 기대에 부풀어 체중계에 올라섰는데 몸무게는 1kg 정도만 줄어 있었다. 실망스러워 당장 그만두고 싶었지만 그래도 일단 시작을 했으니까 남은 생식까지는 마저 먹기로 했다.

그런데 또 다시 한 달이 지나고 얼마 지나지 않은 어느 날부터 몸이 아주 가볍게 느껴지기 시작했다. 다시 체중을 재보니 어느새 3kg이 빠져 있었다. 그 후 조금씩 살이 빠지더니 생식을 시작한 지 6개월이 지나서는 몸무게가 57kg으로 줄고, 체지방률도 21%로 줄었다. 허리 통증이 없어진 것은 두말할 필요도 없고 우리 아이도 마음껏 업어줄 수 있게 되었다.

73 고혈압/고혈압이 정상으로 돌아왔다
오승희(서울시 송파구 가락동 거주)

친구의 권유로 더 늦기 전에 암 보험을 들기로 했다. 보험 계약을 하려고 건강 진단을 받으러 갔었는데 혈압이 높아 거절을 당했다.

나는 그 날 큰 충격을 받았다. '아직 나이가 40이 안 되었고 아이들도 어린데 벌써 내가 고혈압이라니…' 하는 생각에 잠도 오지 않고 불안해졌다. 다음 날 즉시 병원을 찾아가 검사를 받았다. 검사 결과 콜레스테롤 수치가 높고 혈압이 150/110이었다. 의사 선생님께서는 혹시 소화가 잘 되지 않고 속이 메슥거리며 머리가 아프지 않았느냐고 물으셨다.

나는 평상시 위가 너무 좋지 않아서 양약은 겁이 나서 잘 먹지 못했고, 식사를 하고 나면 졸리고 소화가 잘 되지 않았다. 그리고 뚱뚱해서 살 좀 빼라는 말도 자주 들었다. 병원에서는 우선 고혈압과 고지혈증을 치료해야 된다고 하였다. 처방을 받고 약을 타왔지만 좀더 근본적인 치료를 하고 싶은 생각에 단골 약사님께 상담을 했다. 약사님께서는 젊은 사람들이 비만해지면 고혈압의 원인이 된다고 하면서 다이어트를 권하셨다. 생식을 하면 다이어트 효과도 크고 소화에도 아무 문제가 없다고 하셨다.

그래서 나는 다이어트를 시작했다. 이 방법이 되지 않으면 평생 약을 먹어야 한다는 생각에 굳은 결심을 하고 아침, 저녁은 생식을 하였고, 점심 식사는 약사님께서 적어주신 대로 체질에 맞는 음식에 맞추어 먹으려고 노력했다.

급하게 밥을 먹는 습관 때문에 처음에는 배가 약간 고팠으나 과일을 곁들여 먹으면서 노력했다. 첫 달에 2kg, 다음 달에 3kg 정도 빠져서 바지가 헐렁해졌다. 무엇보다도 기쁜 것은 혈압이 120/80으로 돌아왔다는 사실이다. 생식으로 빠진 살은 다시 찌지 않는다고 약사님께서 말씀하셨지만 앞으로도 나는 하루에 한 끼는 꼭 생식을 하면서 건강을 유지하려고 한다.

74 고혈압·당뇨병/고혈압과 당뇨로부터의 자유
조양호(경기도 수원시 매탄 5단지 거주)

서른 다섯 살, 늦은 나이에 막내를 낳았다. 막내를 낳은 후부터 몸이 계속해서 아프기 시작했다. '산후조리를 잘못해서 그런가?' 하고 생각하다가 몸이 너무 아파 병원에 가서 검사를 받아보았다.

"혈압이 180/150이 나왔어요. 조심하지 않으면 위험합니다"라고 병원에서는 주의를 주었다. 그러나 '모든 병은 신경 쓰지 않고 즐겁게 살면 돼. 음식을 조심해서 먹으면 괜찮아지겠지.'라고 생각했다. 그렇게 몇 년이 지난 후에 혈압이 200이상 올라가, 쓰러지는 일이 생기고야 말았다. 낮에는 그래도 움직일 만한데 밤만 되면 피곤하고 기운이 없어 몸을 가누지 못할 정도였다. 친구들에게 얘기를 하자 갱년기라서 그렇다고 했다. 남편과 아이들의 성화에 다음날 동네에 있는 외과 병원에 가서 진찰을 받았다.

"당뇨입니다. 혈당이 270이고요. 혈압도 높고 혈당도 높으니 약을 드세요."

의사는 혈압강하제와 혈당강하제를 복용하라고 했지만 난 여전히, 식이 요법과 편안한 마음으로 생활을 하면 될 거라는 생각을 갖고 당뇨와 고혈압을 극복하려고 했다. 그러던 중 1993년 10월, 쇼크로 혈당이 높아져서 쓰러졌다. 고혈압일 때는 고기를 먹고 싶은 대로 먹었는데 당뇨병이다 보니 좋아하는 고기도 먹는 횟수를 줄이고 기름은 좋지 않다고 하여 닭고기를 먹을 때는 껍질을 벗겨내고 먹고, 돼지고기나 쇠고기를 먹을 때는 칼로 비계 부분을 다 잘라내고 먹었다. 그러다 보니 당뇨병이 고혈압보다 더 무서운 것이라는 생각이 들었다.

10월에 쓰러진 뒤로 혈당이 계속 올라가 조갈증과 허기증이 생겨 먹어도 먹어도 배가 고프고 몸무게는 한달 사이에 10kg이나 빠졌다. 그때부터 사람들이 당뇨에 좋다는 것들을 권하기 시작했다. 생식이 당뇨에 좋다는 말을 듣고 '나도 한번 먹어봐야 되겠다'는 생각이 들어 아는 분께 부탁을 해서 생식, 효모, 엽록소를 아침에 식사 대신 먹고 점심, 저녁에는 식사 30분 전에 먹는 보조식을 병행하여 먹기 시작했다. 제품을 먹을 때 명현 반응을 경험한다는 말을 들었는데 과연 제품을 먹은 지 1주일 정도가 지나자 당뇨병으로 통증이 있던 눈이 더 많이 아팠다.

'명현 반응이구나!' 명현 반응에 관해 들어서 알고 있던 나는 당황하지 않고 계속해서 제품을 먹었다. 2~3일 정도가 지나자 눈의 통증도 없어지고 눈이 편해지면서 심장 뛰던 것과 담석으로 인해 결리던 모든 증상들이 다 함께 없어졌다.

지난 1월 27일 병원에 가서 진찰을 받아보니 혈압도, 당뇨도 정상이었다. 생식을 먹으면서 병원에서 주는 일체의 약을 끊고 있었기 때문에 혈당과 혈압이 정상이 된 것은 약의 도움이 아니라 생식을 먹어서 나온 것임을 확인할 수 있는 기회가 되었다. 생식은 3~4개월을 먹으면 혈당과 혈압이 정상이 된다고 했지만 나는 두 달여 만에 정상이 되었다.

75 당뇨병/당뇨가 생식으로 좋아졌네요
전양희(서울시 동대문구 전농동 거주)

지난 해 봄에 큰딸의 산바라지를 보름쯤 했다가 병이 나서 포도당 주사를 맞았다. 그래도 영 기운을 차릴 수가 없어 아예 종합 검진을 받았다. 검사 결과 당뇨가 있다는 진단을 받았다. 식후 혈당이 200, 공복시 혈당이 140이니 식이 요법을 하라는 처방을 받았다. 또 고지혈증이 있어 콜레스테롤 수치가 높아 콜레스테롤을 떨어뜨리는 약 처방도 받았다. 그런데 약을 두 달째 먹었는데 이상하게 더 기운이 없으면서 속도 더 불편하여 먹지도, 안 먹지도 못하는 상황이 되었다. 병원에서는 식사 요법을 계속 해야 된다고 했다. 원래 고기도 잘 먹지 못하고 소화도 잘 되지 않아 남보다 적게 먹는데 뭘 어떻게 하라는 건지 답답하기만 했다.

하루는 약국을 찾아가서 상담을 했다. 약사는 내 얼굴을 보더니 깜짝 놀라면서 몸이 많이 상했다고 걱정했다. 내가 당뇨 때문에 걱정이라고 하자 약사 선생님은 당뇨하고 고지혈증은 기력이 없어 혈관벽이 탄력을 잃어 생기는 병이라고 하면서 식이 요법으로 생식을 권했다. 소화가 잘 되지 않아 가리는 음식이 많았기 때문에 한편으로는 불안했지만 이삼일 먹어보니 맛은 없어도 속은 편했다. 그리고 속이 편하니 우선 안심이 되었다. 한 달 동안 열심히 먹고 나니 피곤한 것도 덜 해지고 약국에 갔더니 약사님께서도 안색이 좋아 보인다고 하였다.

두 달째 먹으니 소화는 잘되는데 등이 결리고 어깨가 아프며 힘들어 다시 한의원에서 침을 맞기도 했다. 그래도 불안해 약사님께 상담을 했더니 병이 나으려고 하는 좋은 반응이라고 하며 오히려 양을 늘리라고 하였다. 마지막이니 믿어보자는 생각에 하루에 3회로 횟수를 늘렸다. 점심과 저녁은 식사를 하고 생식은 아침에 1회, 점심과 저녁 사이에 1회, 저녁과 자기 전에 1회 먹었다.

나는 과일과 군것질거리는 좀 먹는 편이었는데 생식을 하니 그런 것들이 당기지가 않았다. 3개월을 먹고 나니 체중이 3kg 정도 빠지면서 몸이 좀 가벼운 느낌이 들고 등이 아픈 것도 사라졌다. 또 몸이 쑤시는 증세도 없어졌다.

병원에 가서 다시 혈당 검사를 한 결과 정상으로 나왔다. 그래서 지금은 약은 먹지 않고 당뇨병이 생기지 않게 생식은 계속 할 예정이다. 그리고 나도 모르게 친구들에게도 생식을 권하게 되었다.

76 당뇨병/힘든 식이 요법에서의 해방
김대경(경기도 고양시 일산동 거주)

내가 당뇨병인 것을 알게 된 것은 1988년, 피곤하고 기운도 없고 보통 때보다 물을 많이 마셨지만 갈증이 심했다. 한창 사업에 열중하여 바쁘고 신경 쓰는 일이 많던 때라, 피곤해서 그럴 거라고 생각하고 그냥 지냈는데 주위의 권유에 못 이겨 병원에 가게 되었다.

"혈당이 500이 넘어요. 이 정도면 아주 위험한데. 기운도 없고 힘도 많이 드셨을 텐데 어떻게 지내셨어요?"

의사가 혈당강하제를 주고 식이 요법 방법을 알려주어 식이 요법으로 혈당이 300정도까지 내려갔다. 그러나 그 이하로는 내려가지 않고 그 수치에서 오르락내리락하며 맴돌기만 했다. 식이 요법이 너무 어려워서 처음에는 열심히 했지만 시일이 지나면서 나태해지고 약에만 의존하여 증세가 호전되지 않았다. 생식을 하면 좋다는 이야기를 듣고, 집에서 현미, 콩 등을 갈아먹으면서 케일, 신선초에 여러 야채를 섞어 만든 녹즙을 아침, 저녁으로 두 컵씩 먹기 시작했다. 몇 주 정도는 열심히 먹을 수 있었지만 맛도 없고 역겨워서 끼니 때마다 생식과 녹즙을 먹는다는 것이 여간 고역스러운 일이 아니었다. 무엇보다도 많은 시간과 노력이 소모되고 아내도 힘들어 꾸준히 하지 못하고 그만두었다. 그러던 중 생식을 대신할 수 있는 식이 요법 제품이 나왔다는 소식을 듣고 얼마나 반가웠던지 당장 구해서 먹기 시작했다. 생식과 케일을 아침, 저녁으로 두 스푼씩, 물 한 대접에 타서 먹고 점심은 밖에서 활동을 하다 보니 그냥 매식을 하였다. 당뇨병에 걸린 사람들은 대부분 단것을 좋아해서 걸렸다고 하는데, 내 경우에는 단것을 좋아하지도 않았고 부모나 친척 중에도 당뇨에 걸린 사람이 없었다. 그래서 내 생각에는 너무 신경을 쓰고 과로를 해도 당뇨에 걸리는 것이 아닌가 싶다. 할 일도 많고 열심히 일하지 않으면 안되는 상황에서 당뇨로 몸을 조심해야 한다는 것이 내겐 너무 힘들고 고통스러웠다. 늘 반주로 먹었던 술도 마음껏 먹지 못하고 식탐이 많아 먹고 싶은 것이 있으면 꼭 먹어야 하는 대식가의 식이 요법을 대신해준 팜리 생식. 생식과 케일을 먹으면서 생곡식을 갈아먹고 녹즙을 마시는 고역스러움에서 해방되었고, 또한 식이 요법의 어려움에서도 해방되었다. 무엇보다도 좋아하는 술을 마셔도 혈당치가 정상을 유지할 수 있게 되었다는 점이 놀랄 만하다. 많은 분들이 당뇨병은 약으로만 치유되는 것이 아니라 식이 요법과 적당한 운동을 해야 한다는 것을 알고 있다. 하지만 식이 요법을 하기 힘든 사람이나 식이 요법에 실패한 분들에게 나는 생식과 케일을 권한다.

77 당뇨병/아! 혈당이 내려갔구나!
백광성(인천시 부평구 십정동 거주)

친구들과 어울려 지리산에 갔는데, 산에 오르는 중에 다리에 쥐가 나고 뻐근함을 느꼈다. 전에 없이 다리에 쥐가 나는 것을 보니 '나도 이제 늙었구나!' 하고 생각했는데 집에 돌아와서 쉬어도 다리의 뻐근함이 계속 되었다.

"우리 나이도 있고 하니, 건강 진단이나 한번 받아봅시다"하며 아내는 함께 병원에 가보자고 권하였다. 진단 결과, 아내는 이상이 없으나 나는 혈당이 340이고 쓸개에 돌이 있다는 것이었다.

"쓸개에 있는 돌은 아직 작아 통증이 없지만 그게 커지면 통증이 무척 심할 겁니다. 혈당이 너무 높으니 병원에 입원하셔서 치료를 받으세요"라는 의사의 말에 따라 병원에서 약을 타다 먹으면서 한약과 주위에서 권하는 민간 요법을 행하였다.

당뇨는 대표적인 식원병食源病이기 때문에 이제부터라도 식이 요법을 철저히 하면 나을 거라는 확신이 들었다. 그래서 먼저 저울을 구입하고 교육받은 대로 정해진 모든 음식에 무게를 재고 시간에 맞춰 식사를 했다. 아침에는 120g, 점심에는 140g, 저녁에는 120g으로 무게를 달아 먹고 계란은 1개, 사과는 반 개 등 식이 요법을 철저하게 지켰다. 그런데 이렇게 식단표대로 실천하는 것이 여간 어렵고 힘든 일이 아니었다. 무엇보다도 배가 고프고 기운이 없어 매사에 의욕이 상실되었다. 주위에서 혈당을 낮추는 데 개고기, 호박을 삶아 먹으면 좋다고 해서 먹어보았지만 혈당은 변함 없이 300mg/dl을 유지했다.

그러다가 우연히 생식, 케일, 효모를 3대 건강 식품이라며 권유받았다. 생식, 케일과 효모는 매일 해먹기 힘들어서 잘 하지 못했던 식이 요법을 간편하고 손쉽게 할 수 있도록 만들어진 제품이다. 추천해준 사람은 "생식은 말 그대로 생명력이 살아있어 열을 가한 음식보다 에너지 효율이 높고 영양의 흡수가 빠릅니다. 자연식을 실천하시면 당뇨도 좋아지실 거예요"라며 확신에 찬 목소리로 얘기했다. 처음에는 의심을 갖고 식사 전, 하루에 세 번 생식, 케일, 효모를 1포씩 먹기 시작했다. 그렇게 한 지 3개월이 지나자 어지러운 것과 다리에 쥐나는 것이 깨끗이 사라졌다. 4개월만에 병원에 가서 혈당을 재어보니 240mg/dl이 나와 '아! 혈당이 내려갔구나' 라고 느낄 수 있었다. 다시 3개월 후에 갔을 때는 210mg/dl이, 올해(1994년) 1월에는 140mg/dl이 나왔다. 이렇게 증상이 점점 나아져 하루에 세 번 먹던 것을 이제는 아침, 저녁 으로 두 번만 먹게 되었다. 전에는 저울에 하나하나 달아 먹었는데 생식과 케일을 먹으면서부터는 짜거나 매운 자극적인 것과 미원, 설탕, 맛소금, 음료수 등은 일절 끊고 과일을 주로 먹으면서 예전과 같이 손이 많이 가는 식이 요법은 하지 않는다.그래서 나는 주위에 있는 사람들에게 생식 소개도 많이 하게 되었다. 다른 사람들은 명현 반응을 심하게 겪었다고 하는데 나는 명현 반응도 겪지 않고 치료된 것 같다. 가끔 생식과 케일을 먹고 진짜 나았느냐는 문의전화가 온다. 그러면 나는 자신 있게 생식과 케일을 먹고 나았다고 말해준다.

생식이 좋다
자연식이 좋다

초판 1쇄 인쇄 | 2002년 11월 15일
초판 1쇄 발행 | 2002년 11월 20일

지은이 | 엄성희
펴낸이 | 양동현
기획편집 | comma' n dot

펴낸곳 | 도서출판 아카데미북
출판등록 | 제 13-493호
주소 | 서울시 성북구 동소문동 4가 124-2
대표전화 | 02)927-2345 팩시밀리 | 02)927-3199
이메일 | academybook@hanmail.net

ISBN 89-5681-006-0 13510

잘못 만들어진 책은 바꾸어 드립니다.